AF311770

CHRONIQUES

MÉDICALES

EXTRAITES

Du MONTPELLIER MÉDICAL

(Janvier, Octobre, Novembre et Décembre 1866; — Janvier 1867)

PAR

G. PÉCHOLIER

PROFESSEUR-AGRÉGÉ A LA FACULTÉ DE MÉDECINE DE MONTPELLIER.

MONTPELLIER

BOEHM & FILS, IMPRIMEURS DE L'ACADÉMIE

ÉDITEURS DU MONTPELLIER MÉDICAL

—

1867

JANVIER

Les grandes épidémies — c'est là un des traits saillants de leur caractère — ont pour habitude d'occuper à peu près exclusivement la scène pathologique et d'amener la disparition ou tout au moins une diminution fort notable des maladies ordinaires. C'est là un bienfait chèrement acheté, on en conviendra. Mais là ne s'arrête pas leur envahissement. Il s'étend, par une sorte d'action réflexe, pour employer le langage du jour, jusque dans toutes les préoccupations des médecins, et dans tout le domaine de notre Presse scientifique. Toutes les colonnes des journaux de médecine leur sont consacrées ; de là une uniformité passablement monotone que l'écrivain est obligé de subir et que redoute le lecteur.

Ce n'est pas pour nous un des moindres bienfaits de la disparition— momentanée ou définitive—de la dernière épidémie de choléra, que d'avoir la permission de n'en plus parler aujourd'hui. Avouons d'ailleurs qu'après les deux comptes-rendus si judicieux et si complets de notre collaborateur M. Moutet, nous eussions été fort embarrassé de trouver *quelque chose à faire.* M. Moutet a colligé avec un soin minutieux tous les nouveaux documents apportés sur la question ; il les a critiqués avec talent, et a su rajeunir un sujet déjà en apparence épuisé.

Puisque c'en est fait du choléra — dans cette chronique du moins — de quoi parlerons-nous ? Là commence l'embarras, car jamais peut-être, depuis les neuf années où nous collaborons à ce journal, nous n'avons trouvé les séances des Académies si vides, la Presse médicale elle-même si dénuée de travaux importants.

Le bilan de l'Académie de médecine sera facile à établir. Il se compose de trois rapports, de deux discours et d'une seule communication. Nous oublions une distribution solennelle des prix.

Les trois rapporteurs se nomment : MM. Pidoux, de Kergaradec et Depaul. M. Pidoux a parlé des eaux minérales, M. Kergaradec des épidémies, et M. Depaul de la vaccine.

M. Pidoux débutait. Il est de ceux qui *pour leur coup d'essai veulent des coups de maître ;* aussi ne sommes-nous pas étonné de son succès. Mais nous admirons de confiance, car l'œuvre du savant académicien n'a pas encore été publiée. Elle le sera plus tard, et si, à cette occasion, une discussion s'engage, comme on l'annonce, le *Montpellier médical* ne manquera pas de s'y intéresser. Le tournoi où la lice sera tenue par un champion tel que M. Pidoux, ne peut manquer de briller par de belles passes d'armes.

C'est au milieu de l'inattention générale que M. de Kergaradec a lu son rapport sur les épidémies. A qui la faute en revient-elle ? A l'Académie, ou au rapporteur ? Pour sûr, ce n'est pas au sujet, car où en trouver un plus beau ? où trouver une question qui ait inspiré aux médecins de plus magnifiques travaux ?

Lorsque M. Depaul monte à la tribune, ce qu'il risque le moins, c'est de se heurter à l'inattention de ses collègues. Quand on se passionne pour le paradoxe et qu'on le défend avec un immense talent, on peut être assuré de suspendre à ses lèvres tout son auditoire. Or, depuis quelque temps, M. Depaul a trouvé moyen de rajeunir la question de la vaccine, et il a émis à cet égard de nouvelles idées qui ont fait grand tapage, on se le rappelle. Si nous avons combattu et si nous sommes tout prêt à combattre encore les opinions de l'habile accoucheur, nous ne voulons pas oublier avec quel talent elles ont été défendues.

Cette année, du reste, le rapporteur de la commission de la vaccine
s'est abstenu de soulever une tempête. Il a laissé de côté ses théories
révolutionnaires, et s'est occupé surtout de l'une des questions favo-
rites du moment, celle de la *vaccination animale.*

Comme on ne peut nier l'existence de quelques faits de syphilis vaccinale, on a dû chercher à se mettre à l'abri de ce déplorable accident.
Notre Journal a déjà rendu compte d'une discussion académique où l'on
a cherché à débattre les précautions à prendre dans un but si louable.
Mais un certain nombre de médecins, exagérant, à nos yeux, des appréhensions légitimes, en sont venus à repousser formellement la vaccination de bras à bras, et à ne voir de salut que dans la *vaccination
animale.* De ce nombre est M. Lanoix. Notre honorable confrère s'est
embarqué pour l'Italie au mois de décembre 1864, et est allé étudier
à Naples, dans la pratique de M. le docteur Négri, la nouvelle méthode.
Il a consigné ultérieurement le résumé de ses observations et de ses
recherches dans deux mémoires communiqués à l'Académie. De plus,
il a ramené de Naples une génisse vaccinée dans ce pays suivant le
procédé de M. Négri, et a fourni ainsi du cow-pox à Lyon, à Paris et
à Bruxelles. La vaccination animale, nous apprend M. Depaul, a été
adoptée dans cette dernière ville, où M. le docteur Warlomont a établi
et organisé, avec une génisse inoculée par M. Lanoix, un service régulier qui fonctionne avec le plus grand succès.

Après avoir tracé le parallèle entre les effets de la vaccination *humaine* et ceux de la vaccination animale, M. Depaul donne sans hésiter
la préférence à la dernière. Elle est, nous dit-il, à l'abri de tout danger
et même de tout soupçon de contamination syphilitique, et *si l'on fait
choix d'une génisse parfaitement saine,* on n'a pas à redouter les
accidents pouvant résulter de la transmission d'une maladie de la race
bovine inoculable à l'homme[1]. L'éruption vaccinale est un peu plus
tardive dans la vaccination animale que dans la vaccination ordinaire,
mais elle est ordinairement plus prononcée et plus active, ainsi que
les phénomènes généraux qui accompagnent quelquefois l'apparition
des pustules. La vaccination animale ne réussit pas constamment;

---

[1] Que risque-t-on dans la vaccination de bras à bras, *si l'on fait choix
d'un enfant parfaitement sain?* Reste à savoir si les maladies des génisses
sont plus faciles à diagnostiquer que celles des enfants?

elle échoue quelquefois, comme d'ailleurs la vaccination humaine, sur des individus qui paraissent réfractaires. La première préserve-t-elle plus sûrement et plus longtemps que la seconde? L'expérience ultérieure peut seule trancher une telle question.

Déjà des expériences nombreuses ont été faites par M. Depaul avec le cow-pox extrait des génisses de M. Lanoix, et les résultats ont été tout à fait satisfaisants. Avec l'assentiment du directeur de l'Assistance publique, des vaccinations animales sont exécutées plusieurs fois par semaine, dans les hôpitaux de Paris. Aussi M. Depaul termine en proposant que les vaccinations animales entrent désormais dans la pratique générale, et en remerciant chaleureusement M. Lanoix de ses expériences et de ses utiles travaux.

Nous ajouterons peu d'observations personnelles à ce court résumé du rapport de M. Depaul. Le savant académicien a sagement fait en réservant les droits de l'expérience future par rapport à la prééminence des effets du vaccin animal sur le vaccin humain. Cependant, si l'on s'en rapporte au passé et si l'on remonte aux expériences de Jenner, il paraît à peu près certain que le bon et vrai cow-pox, pris à la vache, est *au moins* tout aussi actif que celui qui a passé par l'intermédiaire de l'organisme humain. Aussi n'est-ce pas à ce point de vue que la révolution proposée par M. Depaul prête à redire, c'est au point de vue de la facilité de son exécution. Je ne vois pas que les mesures proposées au nom du progrès puissent se généraliser sans des dépenses considérables ; et qui en fera les frais? S'adressera-t-on à la bourse des particuliers ou à celle du Gouvernement et des municipalités? Le Gouvernement ne semble pas disposé, en ce moment, à rechercher de nouvelles charges; et quant aux municipalités, l'expérience prouve combien elles sont peu empressées d'habitude à répondre aux désirs les plus légitimes des médecins. Ce n'est pas au moment où l'une des plus importantes vient de donner à notre corporation de si légitimes sujets de plaintes, qu'on peut compter beaucoup sur le bon vouloir de la majorité.

Je veux bien que Paris et quelques autres grandes villes donnent peut-être un excellent exemple ; mais cet exemple sera-t-il suivi?

A défaut des villes, pourrez-vous compter sur les particuliers, et vous fourniront-ils les sommes nécessaires pour vous procurer et entretenir tous les ans, au moins dans chaque canton, si ce n'est dans chaque commune, un certain nombre de génisses? Ceux qui caresseraient un pareil espoir, connaîtraient bien mal l'état des choses dans nos campagnes. Il faut ne pas avoir causé avec quelques-uns de nos dignes confrères qui exercent dans les villages, pour ne pas être édifié sur l'incurie et l'avarice de leurs clients. Aujourd'hui qu'ils ont la vaccine à leur portée et complètement gratuite, on a assez souvent de la peine à les décider à en profiter ; que serait-ce s'il leur faut la payer et aller la chercher au loin, au prix du sacrifice d'une journée ou seulement d'une demi-journée de travail !

Et si la vaccine, telle qu'on la pratique aujourd'hui, offrait des inconvénients éclatants, si les dangers d'inoculation de la syphilis ou de toute autre maladie contagieuse, étaient quelque peu fréquents, oh ! alors je comprendrais que nulle difficulté n'arrêtât notre bon vouloir ; mais rien n'est plus rare, en somme, qu'une observation authentique de syphilis vaccinale, et sur cent médecins on n'en trouverait peut-être pas un qui dans une longue carrière en ait observé un cas. Or, y a-t-il bien lieu d'émouvoir l'opinion publique à propos de périls si minimes, alors qu'on pourrait lui proposer des réformes autrement importantes ? Somme toute, cette émotion à propos de la syphilis vaccinale est à peu près factice, elle ne répond pas à un desideratum tant soit peu grave. Je suis, pour ma part, bien plus préoccupé des dangers des enfants que l'on ne vaccine pas ou que l'on vaccine trop tard, que des dangers suspendus sur la tête des petits vaccinés, lorsque l'opération est faite par un homme sérieux et compétent. Dissertez doctement, dans les Académies, sur ce qui pourra complaire à votre esprit ; mais, je vous en supplie, ne venez pas effrayer nos populations au sujet de la vaccine, et ne compliquez pas ainsi un rouage qui déjà ne fonctionne parfois qu'avec de réelles difficultés !

Après les trois rapports, les deux discours. Celui de M. Dubois (d'Amiens) a été vraiment remarquable. C'est une protestation ferme et péremptoire en faveur de la vieille médecine, contre ce que quelques-uns appellent aujourd'hui, non la médecine du présent (ils avouent, en effet, que leurs efforts sont restés encore à peu près stériles au point de vue pratique), mais la *médecine de l'avenir*. M. Dubois a nettement attaqué le positivisme et les écarts de son expérimentation trop souvent stérile pour maintenir les droits de l'expérience clinique, base inébranlable de notre art. Il a ensuite résumé avec une lucidité complète les mémoires couronnés cette année par l'Académie, et a mis en relief leur valeur diverse.

Le grand discours, le discours *ex cathedra*, a été prononcé par M. Béclard, et il a eu pour objet l'éloge de Villermé. Tous les organes de la Presse médicale sont unanimes pour constater le succès incontestable de l'honorable secrétaire annuel. Il est d'un honnête homme de louer chaleureusement un honnête homme, et de signaler avec éclat, à la reconnaissance publique, ceux qui ont dévoué leur vie tout entière au bonheur de l'humanité.

Parmi ceux-là brille Villermé. Lorsque le médecin vraiment digne de ce nom, le médecin qui ne croit pas seulement à la matière, mais à la *forme* céleste qui l'anime et l'ennoblit, se trouve en présence du malheur et de la souffrance morale, au lieu de se joindre aux clameurs de la foule qui hurle trop souvent l'horrible *væ victis!* il s'efforce de guérir les plaies sociales comme il s'efforce de guérir les plaies de l'individu; s'il déteste, autant que qui ce soit, le crime, il a encore de la pitié pour le criminel. Sans nier la responsabilité humaine au nom des appétits de l'organisme, il sait combien les passions prennent fréquemment racine dans la chair et dans le sang, et combien l'âme a souvent à se débattre avec la bête. Aussi, lorsqu'il étudie la punition que la société, dans son droit incontestable de légitime défense, inflige au coupable, il veut voir si la répression n'est point quelquefois trop sévère. Il visite les prisons comme Parent-Duchâtelet a visité les maisons de débauche, et croit que le progrès peut aussi frapper à ces portes-là. En trouvant triomphante et sans restriction l'idée nécessaire de la répression, il voudrait donner une impulsion puissante à l'idée chrétienne du pardon pour le véritable repentir. Il se demande si la punition doit être telle qu'elle en arrive à briser le corps, si surtout elle doit achever de corrompre l'âme; si ces maisons centrales et ces bagnes d'où le condamné sort mille fois plus vicieux qu'il n'y est entré, sont bien un idéal à maintenir, et si, dans tous les cas et même pour les plus coupables, on ne devrait pas faire luire la possibilité de la réhabilitation pour une expiation noblement subie. Il se demande enfin si les peines perpétuelles, cet enfer de ce monde à l'entrée duquel est inscrit le *lasciate ogni speranza,* si surtout cette peine de mort contre laquelle ont protesté tant de cœurs généreux, sont bien le dernier mot de la civilisation moderne, et si un jour ne luira pas où la société, sans rester désarmée vis-à-vis de ses ennemis, demandera surtout à les éclairer, à les amender et à leur pardonner !

Ce furent des pensées de cet ordre qui occupèrent longtemps l'esprit de Villermé. Il en développa quelques-unes dans son livre intitulé : *Les prisons telles qu'elles sont, et telles qu'elles devraient être !* Mais il ne s'est pas borné à cette œuvre-là, et il a envisagé une foule de problèmes d'économie politique relatifs à l'influence de la misère sur la maladie et sur la mort, à l'état physique des ouvriers qui travaillent dans les manufactures, aux associations ouvrières, etc.

On le voit, de pareilles études sont à la fois du domaine de la médecine et de celui des sciences morales et politiques. Aussi Villermé appartint-il à l'Académie qui porte ce nom, comme à l'Académie de médecine. Et quel est celui d'entre nous qui, aux heures de loisir soustraites à ses études ordinaires et à la pratique de l'art, ne s'élance pas volontiers à la suite de Villermé, et ne rêve volontiers une réforme sociale sage et mesurée, fille de cet adoucissement des mœurs que le Christianisme est venu peu à peu infiltrer dans la société! Certes, pour notre part, nous ne partageons pas toutes les idées de M. Béclard, pas plus que toutes celles de Villermé ; mais lorsque nous les voyons tous les deux aspirer ardemment vers l'amélioration de l'humanité, nous nous glorifions de marcher derrière eux, et nous prenons plaisir à célébrer le succès de M. Béclard. Il a fait plus qu'un beau discours, dirons-nous, il a fait une belle action !

Après ces deux discours est arrivée la distribution solennelle des prix, accompagnée d'une avalanche de médailles et de billets de banque qui a fondu sur les heureux lauréats. Lauréat! mot hors de sens aujourd'hui, car le temps n'est plus où une simple feuille de laurier était la plus enviée de toutes les récompenses. De notre temps, les palmes sont d'argent monnayé, témoin celle de M. Chassaignac. L'écraseur linéaire de cet habile chirurgien lui a mérité une somme ronde de 7000 fr. qui lui permettra sans doute, en souvenir de son triomphe, de faire exécuter avec les métaux les plus rares une magnifique collection d'écraseurs. Récompense juste d'ailleurs, car son instrument rend de vrais services pour l'extirpation d'un bon nombre de tumeurs. Applaudissons aussi aux autres lauréats de l'Académie : à **M. Martin** qui l'a emporté dans la question des *paralysies traumatiques,* comme à **M. V. Cornil** qui est le premier dans celle des *caractères spécifiques du cancer.* O cellule cancéreuse! reine d'un jour, qu'es-tu donc devenue? voici la conclusion de l'excellent mémoire de M. Cornil, et en quelque sorte le dernier mot de la science actuelle : « *il est aussi impossible de définir anatomiquement le cancer que de le guérir !»*

Ont été placés encore en première ligne : **M. Magnan,** pour un travail sur les *paralysies générales;* **M. L. Hémey,** pour son mémoire sur le *pouls dans l'état puerpéral ;* **M. Marmy,** pour son *étude sur la régénération des os par le périoste,* et **M. Bertholle** pour celle relative aux *indications et aux accidents de la trachéotomie.*

Après tous ces rapports et ces beaux discours, nous n'avons à mentionner qu'une seule communication. Elle émane de **M. Villemin,** professeur-agrégé au Val-de-Grâce, et a trait à la *cause et à la nature de la tuberculose;* voici d'abord les conclusions de **M. Villemin :**

« 1º La tuberculose est une affection spécifique ;

» 2º Sa cause réside dans un agent inoculable ;

» 3º L'inoculation se fait très-bien de l'homme au lapin.

» La tuberculisation appartient donc à la classe des maladies virulentes, et devra prendre place dans le cadre nosologique à côté de la syphilis, mais plus près de la morve farcin.»

Voyons maintenant comment M. Villemin a expérimenté. Avec un bistouri à lame étroite, il fait une petite ponction sous-cutanée vers la base de l'oreille, puis il insinue dans la plaie un petit fragment de substance tuberculeuse, après l'avoir désagrégée en la triturant au moyen de la pointe de l'instrument.

Or, deux ou trois mois après cette inoculation, il a constaté dans les organes des lapins soumis à l'expérience, et spécialement dans les poumons, les reins, le foie, la rate, etc., un grand nombre du tubercules parfaitement reconnaissables, soit à l'œil nu, soit au microscope.

Des lapins témoins, nourris dans des conditions identiques, n'ont présenté aucune trace de tubercules.

Ces faits sont tellement extraordinaires, que nous en attendons avec impatience une confirmation venant, soit de l'auteur lui-même, soit de tout autre expérimentateur. Ce n'est pas cependant que la contagion des tubercules n'ait été admise déjà. Il y a tel anatomiste ancien, — c'était Morgagni, si je ne me trompe, —qui n'avait jamais voulu disséquer de tuberculeux ; car, disait-il, il tenait à conserver sa vie *dans l'intérêt de ses élèves !* Depuis lors, sans aller jusque-là, de très-bons esprits ont cru à la contagion des tubercules, et M. Anglada, entre autres, rapporte dans son *Traité de la contagion* des faits de cet ordre qui sont très-probants. Mais ce qui nous surprend dans les faits publiés par M. Villemin, c'est la constance et l'énergie des effets, c'est cette tuberculisation qui devient si vite considérable. Si les choses se passaient chez l'homme comme elles semblent se passer chez le lapin, la tuberculisation acquise serait, il me semble, bien plus fréquente. Il est peu de médecins, par exemple, qui n'aient touché des tubercules avec des mains excoriées, et peu d'individus qui n'aient mangé sans s'en douter des tissus d'animaux semés de tubercules. Mais ce n'est pas tout : on trouve au moins quelques tubercules dans la plupart des cadavres. Or, si un peu de matière tuberculeuse insinuée sous la peau de l'oreille multiplie si vite et si énergiquement les tubercules dans tout le corps, comment les tubercules placés au milieu des organes ne pulluleraient-ils pas à l'infini, et comment, dès qu'il y a un tubercule dans le poumon, n'y en aurait-il pas bientôt mille ?

Nous sommes donc, en présence de la communication de M. Villemin, non incrédules, mais sceptiques jusqu'à plus ample informé. Il faut cependant que la chose soit tirée au clair, car les conclusions de notre distingué confrère seraient des plus importantes si elles étaient confirmées. L'une de leurs conséquences les plus inattendues, peut-être, serait de faire revenir unanimement au cylindre de Laënnec ou à tout autre instrument du même genre, les médecins qui de nos jours tendent à s'en passer de plus en plus. Si l'oreille de l'homme absorbe les tubercules aussi facilement que celle des lapins de M. Villemin, qui voudra la poser directement sur la poitrine des tuberculeux ? Le stéthoscope ne sera plus seulement un instrument d'acoustique, il deviendra un puissant moyen d'hygiène professionnelle.

Des comptes-rendus de l'Académie de médecine passons maintenant à ceux de l'Académie des sciences. Ici encore nous allons trouver une véritable indigence.

Nous sommes de ceux qui se laissent peu attendrir par les larmes hypocrites de quelques zoophiles outrés, infiniment plus soucieux de la félicité des grenouilles et des lapins que de celle de leurs semblables. Soit qu'elle sonde les mystères des fonctions de l'organisme, soit qu'elle pénètre dans les mystères plus profonds encore peut-être de l'effet réel des médicaments, l'expérimentation sur les animaux vivants est, à nos yeux, légitime et parfois même indispensable. Mais gardons-nous de l'exagération. Prodiguer une méthode utile, c'est la discréditer: l'expérimentation vaine et superflue, qui amène à des résultats facilement prévus à l'avance, ne mérite aucun encouragement. Quand on s'empare d'animaux, qu'on les soumet à toutes sortes de tortures et à la mort, et cela pour démontrer des vérités que l'expérience et l'analogie rendent claires comme le jour, le plus petit reproche que l'on puisse recevoir, c'est d'avoir perdu son temps. Nous ne voudrions pas être tout à fait sévère pour le mémoire de M. F.-A. Pouchet sur la *Congélation des animaux*; mais il nous semble pour le moins qu'il a singulièrement multiplié ses victimes, et qu'avec un massacre beaucoup moindre il eût été suffisamment sûr de sa démonstration. Nous allons prendre nos lecteurs pour juges, en leur résumant le mémoire de M. Pouchet et en leur soumettant rapidement nos observations personnelles.

M. Pouchet s'est proposé, dans plusieurs séries d'expériences, de démontrer les trois propositions suivantes :

1º La congélation altère le sang d'une manière fondamentale ;

2º Elle tue rapidement les animaux ;

3º Dans la congélation locale, la mort est produite par le sang altéré qui rentre dans la circulation.

1º La congélation altère le sang d'une manière fondamentale. — Que l'on congèle le sang dans les vaisseaux ou hors des vaisseaux, le microscope démontre que les globules sanguins sont altérés. Tantôt l'enveloppe des globules se rompt et les nucléus deviennent libres ; tantôt l'altération est moins complète, quoique évidente encore. C'est ce que M. Pouchet a constaté sur plusieurs animaux, et notamment chez des chats et des crapauds. Voici le récit de l'une de ses expériences : Un petit chat à la mamelle, âgé de 2 jours, est soumis à un froid de — 18º. Après une heure de séjour, on le retire au moment où il expirait. L'examen microscopique démontre que presque tous les globules sanguins sont modifiés ; ils sont diminués, crénelés sur les bords et irréguliers. Même sort est réservé à un *Bufo vulgaris* (crapaud ordinaire). Après une heure d'exposition à un froid de — 17°, il est retiré complètement congelé et solidifié comme un glaçon. Presque tous ses globules sanguins sont altérés.

Ces résultats sont-ils inattendus quand on connaît la formidable force expansive de la glace? Lorsqu'une bombe pleine d'eau éclate en se congelant, que voulez-vous que devienne un pauvre petit globule sanguin? Que l'animal soit un chat, un crapaud ou un chameau, que les globules sanguins soient ronds ou elliptiques, ils ne pourront pas résister à une puissance à laquelle le fer ne résiste pas. Il est inutile de parcourir l'échelle animale pour faire une démonstration qui est tout au long dans le plus élémentaire traité de physique.

2° *La congélation complète tue radicalement les animaux.*— Cette congélation altère tellement l'organisme que, quand l'animal est dégelé, son corps est totalement flasque, mou et s'affaisse sur lui-même; la coloration de la peau est profondément altérée. D'ailleurs, nous dit M. Pouchet, si ces animaux ne mouraient pas, ils seraient destinés à rester aveugles, car le cristallin acquiert une cataracte complète. Toutes les affirmations qui précèdent sont démontrées par des expériences.

Un crapaud est exposé pendant deux heures à une température de — 19°,5. On l'en retire semblable à un bloc de glace. On le dégèle lentement et en prenant de lui tous les soins possibles, et le voilà qui tombe comme en putrilage; il est tout à fait affaissé, ses chairs sont flasques. Ce que sont devenus les globules sanguins, je vous le laisse à penser. L'animal, c'est le cas de le dire, était bien *raide mort*!

Le savant physiologiste a ainsi tué six crapauds communs adultes, douze crapauds d'un âge plus tendre, et même des têtards de crapaud, quarante grenouilles domestiques adultes et six jeunes, plus dix têtards, trois crapauds accoucheurs (*Bufo obstetricans*), cinq chats, quarante hannetons et sept de leurs larves, quatre chenilles du paon du jour, une cétoine dorée, un bourdon des pierres, un grand nombre d'escargots de toute espèce, des limaces, des vers de terre et jusqu'à des huîtres[1];

---

[1] Les gourmets savent depuis longtemps que lorsque, par malheur, les huîtres ont été gelées, elles se décomposent rapidement et contractent un goût détestable.

en somme, des mammifères, des reptiles, des insectes, des mollusques et des annélides, en tout plus de quatre cents êtres vivants. Tout animal gelé a été un animal mort. Point d'exception à cette règle, malgré l'axiome scholastique.

Le monde savant apprendra ces faits sans la moindre stupéfaction, et je me demande comment un honorable physiologiste a cru avoir besoin de quatre cents expériences pour constater ce qu'il pouvait prévoir à l'avance, ce qu'une seule expérience démontrait irrésistiblement. Beaucoup d'auteurs affirmaient, dit M. Pouchet, que des animaux avaient été retrouvés vivants dans des blocs de glace qui leur servaient de prison. Mais ne distinguez-vous pas vous-même le fait d'être pris dans un bloc de glace, de celui de devenir soi-même un glaçon ? Autre est un froid de 0° et un froid de — 19°,5. Les liquides de l'organisme chargés de particules solides et de sels, et d'ailleurs vivants, ne se congèlent pas à 0°, et la vie peut encore subsister surtout chez les animaux inférieurs ; mais quand le froid devient formidable, tout l'organisme se détruit, les globules sanguins eux-mêmes éclatent. Si un ami du merveilleux avait osé affirmer qu'après une pareille épreuve un animal a survécu, on lui aurait sans doute ri au nez, sans attendre les quatre cents expériences de M. Pouchet.

5° Dans la congélation locale, la mort est produite par le sang altéré qui rentre dans la circulation. —Ce dernier point, le seul vraiment nouveau, est prouvé, aux yeux de M. Pouchet, par des expériences où certaines parties du corps seulement sont congélées. Si la partie gelée est peu considérable, elle meurt sans entraîner la mort de l'ensemble ; si, au contraire, le morceau d'animal glacé est gros, la mort est définitive et complète. Les choses se passent ainsi, nous dit M. Pouchet, parce que, dans le second cas, il y a beaucoup plus de globules altérés qui gagnent les parties saines que dans le premier. Une dernière preuve, d'ailleurs, que la mort est due à l'empoisonnement par les globules malades, c'est qu'elle n'arrive qu'au moment où l'animal est réchauffé et où la circulation se ralentit.

Que d'illusions ici encore ! Rien n'est plus comparable aux effets du froid que ceux du chaud. Or, même lorsque existe une très-vaste brûlure, la mort n'est pas instantanée, il y a un collapsus nerveux dont le progrès seul devient fatal. Mais, ajoute M. Pouchet, ce qui démontre qu'il y a empoisonnement par les globules du sang, c'est que plus la partie congelée est grande, plus la mort est menaçante; elle est assurée lorsqu'une moitié du corps a été atteinte. Je demande s'il n'en est pas ainsi pour tous les traumatismes. Retranchez la patte d'un animal, sa vie n'est pas compromise; coupez-le en deux, et, pour peu que vous n'ayez pas affaire aux dernières espèces, il mourra indubitablement!

Je ne nie pas que le transport des globules altérés dans les tissus de l'organisme restés sains, ne soit de nature à entraîner des accidents après la congélation; mais là n'est point la cause principale de la mort. Pour les congélations très-étendues comme pour les vastes brûlures, le plus grand danger consiste dans une atteinte profonde de la vie, dans une sorte de sidération nerveuse. J'avoue même que je ne puis guère concevoir comment, une partie du corps étant complètement congelée et détruite, et la circulation arrêtée dans cette partie, la circulation se rétablirait plus tard assez pour que les globules déchirés fussent portés en grande masse dans les organes sains. Comment se ferait-il, par exemple, que dans les anguilles sur lesquelles M. Pouchet a expérimenté, les 99/100 des globules trouvés au milieu des tissus non mortifiés vinssent des tissus frappés de gangrène?

Le devoir du critique est parfois pénible, lorsqu'il se trouve en présence d'un travail qui a pris de longues heures à un homme distingué, sans avoir amené de résultats en rapport avec la peine qu'il a coûté; mais les prescriptions de la vérité passent avant toutes les autres, et l'éloge d'ailleurs n'a de prix, sous la plume d'un écrivain, que lorsque la désapprobation s'y rencontre quelquefois et vient ainsi attester sa justice.

C'est un point beaucoup plus indécis de la science, celui des *greffes animales*, que M. Bert a entrepris de soumettre à l'expérimentation physiologique, et il a communiqué à l'Académie des sciences le résumé d'une nouvelle série d'expériences relatives à ce sujet. Somme toute, cependant, les faits de greffes animales offrent plutôt un intérêt de curiosité qu'un intérêt vraiment pratique; car autant il est facile d'accoler à un animal inférieur des morceaux d'organisme d'un individu de son espèce, autant cette prothèse bizarre devient difficile chez l'homme, où l'histoire émouvante du fameux nez de Garangeot s'est rarement reproduite. Parmi les nombreuses caractéristiques qui séparent l'homme du rat (sujet des expériences de **M.** Bert), on peut mettre en un bon rang la différence dans la réussite des greffes animales.

Avant d'entrer dans le récit des faits qu'il a recueillis, **M.** Bert se demande tout d'abord à quel caractère on peut reconnaître qu'une greffe animale a réussi. Si l'organe pris sur un sujet alors qu'il est encore incomplétement développé, se développe et s'accroît après ses transplantations, le succès n'est pas douteux. Mais en dehors de cette preuve il en est d'autres. Les modifications pathologiques survenues dans l'organe surnuméraire, et principalement dans la moelle des os, témoignent en faveur de la réussite de l'opération. Même témoignage est fourni par la pénétration, dans les vaisseaux sanguins de la partie surajoutée, d'une injection poussée dans le cœur; car, pour expliquer cette pénétration, il faut invoquer la création de nouveaux vaisseaux capillaires. Disons qu'à notre avis, **M.** Bert semble négliger le signe le plus facilement appréciable. Quand on se rappelle le fameux axiome : *le vif chasse le mort,* et l'expulsion nécessaire des organes attaqués par la gangrène ou la nécrose, alors même qu'ils appartenaient primitivement à l'individu chez lequel ces phénomènes se produisent, il suffit, ce nous semble, pour admettre qu'une greffe animale a réussi, de voir l'organe transplanté rester en place sans produire d'accidents inflammatoires et se fixer définitivement là où il a été artificiellement placé.

Voici maintenant le résumé des expériences de **M.** Bert.

La queue d'un rat ayant été coupée, on la maintient pendant soixante et douze heures à une température de $+ 7^o$ à $+ 8^o$; puis, après l'avoir pelée, on l'introduit par son extrémité dans le tissu cellulaire sous-cutané d'un autre rat. Trois mois après, une injection pénètre dans la moelle des vertèbre greffées.

Une deuxième queue de rat, chauffée jusqu'à 57°, est greffée plusieurs heures après la section. Au bout de cinq semaines, l'injection la pénètre, et la moelle vertébrale est partout transformée en tissu fibreux.

Une troisième queue de rat est introduite pendant plus d'une heure dans des mélanges réfrigérants, à des températures qui varient de -5° à -15°; une faible partie de cette queue s'enflamme et se gangrène, le reste adhère complétement au nouvel animal, et quatre mois après l'injection y pénètre. Pour le dire en passant, cette troisième queue de rat nous semble autrement vivace que les quatre cents animaux de **M.** Pouchet, et l'expérience de M. Bert aurait besoin d'être refaite plusieurs fois pour lever tous les doutes.

Une quatrième queue de rat, enfin, après avoir été soumise pendant vingt-quatre heures à l'action du vide, passe deux longues heures dans une étuve à 100°. Elle se greffe avec un succès non moins grand que les précédents.

En résumé, nous dit M. Bert, le greffe a réussi : 1° après l'action de l'air confiné prolongé pendant soixante et douze heures à la température de $+7$ à $+8°$; 2° après l'exposition à la température humide de $+57°$; 3° après l'exposition à la température de $-16°$; 4° après la dessiccation complète et l'exposition consécutive à la température sèche de $+100°$.

Ces expériences démontrent, aussi péremptoirement que possible, que la queue du rat est pourvue d'une vitalité vraiment difficile à détruire. Je ne vois pas bien ce qu'elles prouvent en sus. Elles seraient précieuses pour encourager les chirurgiens appelés à pratiquer des autoplasties chez les rats. Celui de ces animaux sur lequel La Fontaine nous a apitoyé, et *qui avait perdu la queue à la bataille*, aurait tout à espérer de l'art. Point il n'aurait besoin, pour masquer son infortune, de faire à ses compagnons la proposition maladroite qui réussit si peu au pauvre renard écourté.

Il est quelque chose de plus fâcheux que les expérimentations inutiles, ce sont les expérimentations fausses ou mal interprétées. Que d'hypothèses aventureuses n'a-t-on pas faites sur la pathogénie des maladies et sur les agents mystérieux qui sont censés les produire ! Comme l'expérience du passé n'éclaire que peu les systématiques, nous avons vu en ces derniers temps, aux hypothèses surannées substituer des hypothèses nouvelles, et invoquer à l'appui de ces dernières les expériences les plus contestables. Naguère encore, M. Chatin ne craignait pas d'affirmer que la présence de l'ozone dans l'air était une cause de préservation contre le choléra, et à la suite de ce savant distingué, c'était à qui déterminerait avec le plus d'empressement la salubrité ou l'insalubrité de l'air atmosphérique, au moyen de papiers ozonométriques. Aussi M. Leverrier s'efforçait-il de faire envoyer chez les institeurs primaires des boîtes contenant les précieux papiers, et ne désespérait-il pas tout au moins rendre plus sûre par là cette prédiction du temps, encore si réfractaire à tous les efforts de l'Observatoire. Mais voilà que malheureusement aujourd'hui la chimie, par l'organe de ses représentants les plus accrédités, commence à soupçonner fortement le témoignage du papier ozonométrique tel que l'ont préparé MM. Schœnbein et Houzeau ; et c'est vraiment dommage, car il était difficile de réaliser rien de plus ingénieux. L'iodure de potassium peut vivre en toute sécurité en présence de l'oxygène de l'air: sous l'influence seule de cet agent, il ne sera jamais décomposé ; mais que l'oxygène s'ozonise, et à l'instant il s'empare du potassium et met l'iode en liberté. Il suffit alors que cet iode ait de l'amidon à sa portée, pour déceler sa présence en bleuissant l'amidon. Le degré de bleuissement du papier rend même compte de la proportion d'ozone qui se trouve en contact avec lui. Nous avouons avec une entière bonne foi que nous avons été l'un des enthousiastes du papier ozonométrique. Malheureusement, la théorie sur laquelle il est fondé, raisonne comme si l'atmosphère ne contenait que de l'air parfaitement pur. Ne peut-il pas arriver—et c'est là ce qu'on ne s'était pas suffisamment demandé encore — qu'à part l'ozone l'atmosphère contienne des substances qui réduisent l'iodure de potassium. Or voilà, qu'on me passe l'expression, la bombe qui est tombée dernièrement à l'Académie des sciences sur ce pauvre papier.

Notre distingué confrère, M. Berigny (de Versailles), est l'un des plus fervents adeptes de M. Leverrier, et il n'a pas envoyé à l'Académie des sciences moins de cinq mémoires, sur des observations d'ozone atmosphérique. L'Académie les recevait avec gratitude, mais ne les discutait pas. Ce n'était pas le compte de M. Berigny, qui a demandé qu'une commission académique fût appelée à prononcer sur la valeur des renseignements transmis par lui, et sur celle de la méthode elle-même.

Mais voici que tout à coup M. Frémy prend la parole. Je me suis beaucoup occupé d'ozone avec M. E. Becquerel, dit-il, et nous avons constaté que dans l'oxygène l'ozone est vraiment absorbé par l'iodure de potassium. Malheureusement on est loin de connaître tous les corps qui se trouvent en suspension dans l'air, et par conséquent l'action que ces corps exercent sur l'iodure de potassium. Ce sel ne peut-il pas devenir alcalin et dégager de l'iode sous d'autres influences que celles de l'ozone? Je ne connais qu'une seule expérience qui puisse démontrer rigoureusement la présence de l'ozone dans l'air: elle consisterait à oxyder de l'argent en faisant passer de l'air humide sur ce métal. J'engage vivement les partisans de l'ozonométrie atmosphérique à exécuter cette expérience ; quant à moi, je l'ai tentée plusieurs fois, et toujours sans succès. Je pense donc que la présence de l'ozone dans l'air a besoin encore d'être établie par des expériences incontestables.

En résumé, ajoute M. Frémy, je ne nie rien, mais je demande une démonstration rigoureuse, d'autant plus que l'ozone est, on le sait, très-facilement altéré par les matières organiques et que ces matières sont partout et toujours très-nombreuses dans l'atmosphère ; par conséquent, il doit être incessamment détruit, et il est étonnant qu'on en trouve si facilement d'aussi notables proportions.

Personne ne s'est levé pour défendre le papier ozonométrique, si vivement attaqué. M. Leverrier a bien dit que, des relevés de M. Marié-Davy, il résultait que les lignes ozonométriques étaient parallèles aux lignes qui marquent le passage des bourrasques. Mais est-ce bien l'ozone qui est ainsi signalé? répond M. Frémy. M. Leverrier se garde de l'affirmer et est tout prêt à ne voir là, peut-être, que des phénomènes d'électricité. La coloration du papier ne tiendrait-elle pas au développement d'acide nitrique causé par les orages? réplique M. Frémy. Enfin, M. Pouillet fait observer qu'en temps d'orage l'air est fort agité, et que cette agitation met en contact avec le papier une plus grande quantité d'air atmosphérique. L'agitation remplace le temps !

On le voit donc, la question de l'ozone atmosphérique, que l'on croyait résolue, a besoin de nouvelles recherches. *Adhuc sub judice lis est.*

Nous pouvons résumer en très-peu de mots les autres communications médicales faites ce mois-ci à l'Institut.

Le P. Girard envoie du Japon, à M. E. de Beaumont, trois flacons contenant des eaux minérales, salines et thermales, avec une note sur leur composition. En supposant que ces eaux soient proclamées très-salutaires, je ne sais trop quel parti on en tirerait. Avec l'accueil que les Japonais réservent aux étrangers, un voyage en ce pays risque de devenir fort peu hygiénique. Au moins, dans les stations d'eaux minérales de l'Europe, la bourse des baigneurs est seule menacée !

M. Victor Meunier prouve que les kolpodes enkystés sont tués par l'ébullition, et se propose d'en arriver par là à la démonstration de la génération spontanée..... *Vous n'en approchez point !*

M. Pétrequin envoie une note sur *l'éthérisation et la chirurgie Lyonnaise.* Nous sommes loin de méconnaître le mérite de nos honorables confrères de Lyon, et nous les louons de ne pas souscrire au monopole du chloroforme proclamé à Paris; mais il ne faut pas oublier que la résistance à cette pratique erronée est partie de Montpellier. C'est M. le professeur Bouisson qui, dans ses livres et sa clinique, a maintenu les avantages de l'éther vis-à-vis de ceux du chloroforme. Pour M. Bouisson, le chloroforme est l'anesthésique ordinaire, l'éther est celui d'exception. Nous avons vu avec plaisir M. Velpeau, dans une courte réponse à M. Pétrequin, revendiquer les droits de M. Bouisson, « ce savant de grande valeur », a-t-il ajouté.

M. Boudin démontre que les femmes sont beaucoup moins foudroyées que les hommes, ce qui n'empêchera pas celles-là de continuer à redouter beaucoup plus le bruit du tonnerre que ceux-ci.

M. de Laplagne adresse des documents dans lesquels il soutient que le principe vital est l'élément et la cause des générations spontanées. Je ne pense pas que cette nouvelle faculté si gratuitement donnée au principe vital, puisse lui acquérir beaucoup de nouveaux adeptes.

Enfin, M. Philippeaux, qui s'occupe de la *régénération de la rate,* annonce que la rate enlevée incomplètement sur des mulots et sur des lapins encore jeunes se reproduit toujours.
Et puis c'est tout, ou à peu près tout.

Si, dans les comptes-rendus des Académies et dans la Presse scientifique, nous n'avons trouvé, ce mois-ci, qu'un très-médiocre butin pour notre chronique, nous comblerons facilement cette lacune en entretenant nos lecteurs d'un livre qui a produit récemment, à juste titre, une certaine émotion dans le monde médical. Je veux parler des *Éléments de pathologie interne et de thérapeutique* de Niemeyer, traduits de l'allemand par MM. les docteurs Culmann et Sengel, annotés par M. Cornil et enrichis d'une préface de M. Béhier. A voir cette phalange de collaborateurs, on comprend vite quelle fête l'éditeur a voulu faire à cet ouvrage et combien il tient à son succès. La mode est aujourd'hui aux idées allemandes, et bien des nôtres proclameraient sans peine que la vraie science a déserté notre patrie, longtemps souveraine, et qu'il faut franchir le Rhin pour apprendre à en *bégayer* les premières notions. La *Pathologie cellulaire* de Virchow a eu les honneurs du triomphe! Quel sort n'est pas réservé au livre de Niemeyer, qui ne s'adresse plus seulement aux esprits privilégiés, avides d'étudier les principes, mais à tous ceux qui s'occupent des applications; aux plus petits des praticiens comme aux cliniciens éminents! C'est dans ce nouvel évangile qu'il nous sera donné à tous de connaître enfin les règles définitives d'un art méconnu depuis six mille ans et révélé récemment, à la *stupéfaction* du monde moderne. Les *Éléments* de Niemeyer sont, en effet, l'application à la pathologie spéciale des principes de la *Pathologie cellulaire;* c'est la révolution portée dans la tradition, ce sont les premières pierres de l'édifice d'une *médecine positive.*

Nous attendions avec grande impatience le jour où il nous serait enfin permis de connaître ce livre, classique en Allemagne. Dire avec quelle fiévreuse émotion nous l'avons emporté chez nous et avec quelle ardeur nous l'avons ouvert, serait impossible. Était-ce enfin l'heure de notre conversion? Serions-nous, comme saint Paul sur le chemin de Damas, frappé de la grâce?

Eh bien! avouons-le tout d'abord, nous n'avons en rien été déçu dans nos espérances, et d'un bout à l'autre notre attention a été vivement captivée. Depuis longtemps aucune lecture ne nous avait autant intéressé que celle-là. A chaque pas, des idées originales, des expressions nouvelles, réveillent la curiosité. Cela ne ressemble en rien à tous les livres classiques de pathologie médicale; c'est comme un monde nouveau de maladies. Ce n'est pas, d'ailleurs, seulement par son originalité que ce livre peut plaire, c'est encore par son utilité. Il y a là une foule d'investigations anatomiques, physiologiques, mécaniques, faites avec un soin minutieux. Tout l'ouvrage est correct, net, précis, enrichi des données les plus récentes du microscope et de la chimie. Il y a parmi les phénomènes dont notre organisme est le théâtre, une part importante à faire au monde physique, et cette part est, dans l'ouvrage allemand, aussi complètement traitée que le permet l'état actuel de nos connaissances. Certainement, cette allure de la médecine n'est pas nouvelle pour nous, et la France a déjà beaucoup fait pour le progrès d'un mouvement qui est, en somme, né dans son sein. Mais, à sa suite, l'Allemagne s'y est engagée avec cette sorte de fièvre froide qui lui est particulière ; elle a travaillé avec une noble ardeur, elle a beaucoup expérimenté et beaucoup analysé : elle a conquis ainsi d'importantes vérités que nous devons joindre à celles que nous avons conquises nous-mêmes. Si jamais le libre échange a sa légitimité, c'est bien quand il s'agit des découvertes scientifiques. Lorsque éclate une nouvelle vérité, peu importe, en somme, sur quelle rive du Rhin ou sur quelle côte de la Manche elle a apparu pour la première fois !

Faut-il prendre un exemple pour faire mieux ressortir le mérite de l'ouvrage allemand ? que ce soit celui des maladies du cœur. Certes, nous serions bien ingrats si nous pouvions oublier tous les progrès que la France a réalisés dans l'étude de ces maladies. Et cependant les pages consacrées par Niemeyer au mécanisme de leur production et de leur symptomatologie, sont bien le résumé le plus remarquable que nous ayons encore lu sur ce sujet. L'article *Hypertrophie*, entre tous, nous a frappé. On voit celle-ci naître et se développer presque obligatoirement sous l'influence de telle ou telle lésion, et, une fois développée, partielle ou totale, simple, excentrique ou concentrique, produire, par cela seul, des perturbations fonctionnelles et de nouvelles lésions. Cette pathogénie matérielle est traitée de main de maître ; il y aura peu à y changer plus tard, peu même à y ajouter !

Voilà le mérite de ce livre, il est grand ; mais il est le seul. Nous avons maintenant à présenter un triste revers de médaille.

Le problème le plus ardu, mais le plus important peut-être d'un traité de pathologie spéciale, c'est la distinction des espèces morbides. Sans nosologie, point de nosographie exacte et fidèle. Or, comment créer une entité pathologique et la séparer des autres ? Un seul caractère ne suffit pas pour cela, et il faut faire intervenir un ensemble de données empruntées à l'étiologie, à la symptomatologie, à la marche et au traitement lui-même. Galien l'avait déjà dit, mais nul ne l'a mieux démontré que F. Bérard. Telle n'est pas la méthode de l'École allemande, et celle de Niemeyer en particulier. Notre auteur groupe rigoureusement ensemble toutes les maladies identiques au point de vue histologique, et, d'autre part, profite de la plus petite particularité anatomique révélée par le scalpel le plus subtil ou le microscope, pour créer une nouvelle entité pathologique. De là, les idées erronées au premier chef sur la nature et la pathogénie d'un grand nombre d'affections ; de là, surtout, une thérapeutique tantôt démesurément active, plus souvent peut-être hésitante, découragée, profondément sceptique. Il nous sera facile de justifier nos assertions, en parcourant plusieurs chapitres du livre que nous avons voulu faire connaître à nos lecteurs.

Sans préambule, sans définitions, l'ouvrage commence par une maladie spéciale, le *catarrhe* du larynx. Grand a été notre étonnement. Comment ! nous disions-nous, malgré des idées systématiques, ce livre aurait conservé en quelques points les grandes traditions médicales de l'École de Vienne, et l'idée du catarrhe aurait surnagé au naufrage de la tradition hippocratique ! Nous ne tardâmes pas à être détrompé. Le catarrhe et l'hyperémie de la muqueuse, c'est tout un pour Niemeyer ; car la modification du tissu muqueux ne paraît pas différente dans l'un et dans l'autre cas. Il faut complétement assimiler la fluxion laryngée due à un froid au pied avec l'irritation mécanique du larynx, la grippe et l'hyperémie due à l'inspiration de poussières. De ces catarrhes-là, il y en a à chaque page du livre. Nous trouvons, en autant de chapitres distincts, le catarrhe du larynx, nous l'avons dit, celui de la trachée, celui du pharynx, des bronches, du poumon, de l'estomac, voire même celui de la bouche. Dans ce catarrhe de la bouche, à côté de la stomatite traumatique, se rangent les différentes fluxions subordonnées au typhus et à la scarlatine, comme à la syphilis et au mercure. Si la langue est chargée, voilà un catarrhe buccal ! Entité pathologique vraiment important au point de vue pratique, et qui ouvre des horizons nouveaux à la thérapeutique !

Mais le triomphe de l'imbroglio se montre certainement le catarrhe pour intestinal. Dans cette entité pathologique, Niemeyer range : 1° les effets de tout obstacle à la circulation dans le foie et dans la veine cave et ceux de tout obstacle à la circulation intestinale ; 2° l'hyperémie de la muqueuse intestinale placée sous la dépendance de la péritonite et surtout de la péritonite puerpérale et celle qui est consécutive à des émotions morales ; 3° enfin, les conséquences du germe épidémique gastrique. Un peu plus loin ce catarrhe intestinal devient le symptôme le plus important du choléra asiatique !

Aussi, quand arrive le traitement, il faut bien chercher à séparer un peu les uns des autres ces états pathologiques si imprudemment réunis. Vains efforts ! l'auteur n'en arrive qu'à une énumération de remèdes disparates. Pourquoi créer une synthèse si fausse, pour être obligé de l'abandonner aussitôt et de se réfugier dans une analyse rendue éminemment complexe et obscure. Que devient l'unité reposant sur la lésion anatomique, puisque la seule ressource de la thérapeutique consiste à oublier complétement cette unité si péniblement constituée !

Nulle part peut-être n'éclate mieux le vice de la nosographie purement anatomique, que pour l'espèce morbide dans laquelle on range sous le nom de *croup* les maladies les plus radicalement disparates par leur nature.

«L'inflammation croupale, nous dit Niemeyer, est cette modification des tissus par laquelle un exsudat riche en fibrine et très-coagulable se dépose à la surface libre des muqueuses, n'enfermant en lui que l'épithélium » (pag. 18). Et voilà qu'aussitôt naît une confusion étrange. Cet exsudat, riche en fibrine, se rencontre à la fois dans ce que nous nommons en France *croup* ou *diphthérite laryngée*, et dans la pneumonie aiguë franche : le microscope en témoigne formellement. Il y a là, pour le médecin non aveuglé par des idées préconçues, une précieuse démonstration. L'anatomie pathologique, se dit-il, ne nous donne pas à elle seule la vraie nature des maladies, il faut encore tenir compte de toutes les données cliniques. L'École allemande, elle, n'hésite pas, et répond presque brutalement : le microscope a parlé ! Si votre diphthérite laryngée est le croup du larynx, la pneumonie franche est le croup du poumon. « La pneumonie croupale représente dans les alvéoles pulmonaires la même affection que le croup du larynx sur la muqueuse laryngienne » (pag. 152). Dès-lors la confusion ne s'arrêtera plus, et les assertions les plus bizarres et les plus fausses seront émises à l'occasion de l'étiologie et du traitement.

Ainsi, par exemple, l'identité de nature étant admise entre la diphthérite laryngée et la pneumonie, on écrira : « A certains époques, les pneumonies sont plus fréquentes pendant que le *croup*, le rhumatisme aigu, l'érysipèle et d'autres affections inflammatoires règnent, pendant les hivers rudes et longs, sous l'influence des vents de nord-est » (pag. 153). Voilà donc le froid sec considéré comme cause de la diphthérite laryngée, alors qu'il est démontré par les meilleures observations que c'est sous l'influence de l'humidité que celle-ci se multiplie. (Voir, à ce sujet, le mémoire de M. le professeur Courty, sur le *croup et la trachéotomie.*

Montpellier médical, 1861, tom. VII, pag. 485.) On vient d'assimiler la diphthérite à la pneumonie, on les regarde toutes les deux comme des inflammations de même nature. Quoi d'étonnant à ce que le froid sec, qui produit en effet beaucoup de pneumonies, soit aussi accusé de produire beaucoup de diphthérites !

D'autre part, l'auteur n'a pas, sur la nature de la pneumonie franche, des idées plus nettes, il la confond avec la pneumonie traumatique, et comprend à la fois dans l'étiologie de sa pneumonie croupale les influences épidémiques et les fractures des côtes.

Aussi trouve-t-on, au chapitre du traitement, les propositions les plus erronées.

Il s'agit tout d'abord d'apprécier la valeur de la saignée dans la pneumonie. Certes, s'il y a eu à cet égard des abus, et si ces abus sont condamnables, le témoignage des plus grands médecins et de tous les siècles est là pour attester l'utilité immense de la saignée dans un grand nombre de pneumonies. La plupart des praticiens peuvent ajouter les données de leur expérience personnelle à celles du passé, pour proclamer cette vérité thérapeutique. Pour nous, il nous souvient d'avoir vu, à l'hôpital d'Avignon, M. Émile Chauffard traiter, pendant tout un trimestre d'hiver, un grand nombre de pneumoniques par de larges saignées, et sur plus de trente cas n'éprouver aucun revers. Eh bien ! cette pratique, utile par excellence, Niemeyer la condamne sévèrement : Vous saignerez quelquefois, dit-il ; mais vous saignerez « malgré la pneumonie », et en vue de certaines complications (pag. 177). Les appréhensions de notre auteur se devinent aisément. Assimilant la nature de la pneumonie à celle du croup, maladie si profondément adynamique, il doit redouter énergiquement les effets débilitants de la saignée et se priver ainsi d'une arme bien puissante.

Et que va-t-il nous proposer à la place ? C'est ici que la stupéfaction arrive à son comble. Il propose « une large application du froid ». « Je fais *toujours*, nous dit-il, couvrir la poitrine du malade, surtout le côté affecté, de serviettes qu'on a plongées dans l'eau froide et qu'on a exprimées après ; ces compresses doivent être renouvelées toutes les cinq minutes » (pag. 178). On a dit des Russes qu'il fallait les écorcher pour les chatouiller ; je ne sais vraiment que penser des Allemands et de leur impressionnabilité, s'ils résistent à des pratiques auxquelles, pour sûr, les chevaux français ne résisteraient pas ?

Le reste de l'article est à l'avenant et vous conduit d'étonnement en étonnement. Le tartre stibié à haute dose est considéré comme un *nauséeux*, et on le proclame tombé en discrédit! Une seule mention est faite de l'emploi du sulfate de quinine. Il sera administré «si la température du corps devient excessive» (pag. 181). Tous les remèdes vantés contre la pneumonie sont ainsi passés en revue et censurés avec des idées purement spéculatives, et l'auteur nous dévoile enfin le fond de sa pensée. «Dans le plus grand nombre des cas, dit-il, vous donnerez la préférence à une mixture innocente, la potion gommeuse!» (pag. 181).

La pathologie purement fondée sur l'anatomie, c'est la négation de la thérapeutique!

L'article *pleurésie* nous réserverait des surprises non moins grandes, mais nous ne nous y arrêterons pas. Nous laisserons l'auteur, fidèle à ses principes, ne saigner que «malgré la pleurite», faire sur le thorax de larges applications du froid, repousser les vésicatoires et, chose plus singulière, mentionner à peine la thoracentèse, qui a peut-être pour lui l'inconvénient d'être trop française, et ne la réserver que pour un très-petit nombre de cas.

Comme il nous est impossible de passer tout le livre en revue, nous terminerons par le chapitre consacré à la tuberculose des poumons. Ici encore nous ne pourrons citer toutes les bizarreries et toutes les erreurs, et nous nous en tiendrons aux plus saillantes.

Niemeyer commence, en s'appuyant sur de très-petites différences histologiques, par séparer l'infiltration tuberculeuse des tubercules isolés, et par faire de chacun de ces états anatomiques, rapportés à bon droit, chez nous, à la même affection, une entité pathologique distincte. L'unité qui ressort des causes, des symptômes, de la marche, du traitement, est ainsi sacrifiée au plus menu détail anatomique. Et cette erreur fondamentale s'accompagne d'une logomachie vraiment incroyable sur «la tuberculisation du cancer, du sarcome, du pus épaissi et concentré» (pag. 203), et sur «les tubercules qui se tuberculisent». — Énigme que le sphynx aurait pu proposer à OEdipe avec la plus grande sécurité.

Puis l'auteur entre carrément en matière par l'aphorisme suivant : «La formation des tubercules dans le poumon est le *résultat d'un travail inflammatoire*, ou analogue à l'inflammation, d'une irritation» (pag. 204). A cette affirmation, renouvelée de Broussais, nous opposerons celle de la plupart des anatomo-pathologistes français, qui ont admis, à la suite de Laënnec, que l'inflammation est postérieure et non antérieure au tubercule [1]. Du reste, comme vaincu par l'évidence de la clinique, Niemeyer semble prendre plaisir à se contredire lui-même, car, après la phrase que nous avons citée, il ajoute immédiatement que « ce n'est que dans un nombre limité de cas que l'on a pu constater l'action d'un agent irritant sur le poumon, ayant pour résultat une tuberculose ». Le plus souvent « une *diathèse tuberculeuse* paraît former la base du développement des tubercules ». Nous aurions vivement désiré que l'auteur nous expliquât ce qu'il entend par là, et, sa définition du *catarrhe* nous mettant en goût, de connaître celle qu'il proposait pour la *diathèse*. Qui se ferait une idée de ce qu'est, au point de vue matériel, sous le tranchant du scalpel ou dans le champ du microscope, une diathèse quelconque ! Malheureusement le pathologiste allemand s'est mis par trop à son aise, il est entré dans le menu détail des maladies, sans nous dire seulement ce que c'est que la fièvre, l'inflammation, la maladie, la diathèse,... etc. Il renvoie, il est vrai, aux ouvrages de pathologie générale ; mais il nous devrait tout au moins, pour que nous puissions comprendre sa langue scientifique, un court résumé de son opinion sur ces points fondamentaux.

Nous sommes d'autant plus convaincu que ces mots : « *diathèse tuberculeuse* » ont, dans la bouche de Niemeyer, un sens bien différent du sens classique, que non-seulement il regarde, avons-nous dit, le tubercule comme le produit de l'inflammation, mais qu'à chaque instant il le considère comme étant la conséquence directe de la faiblesse et d'une mauvaise nutrition. Il méconnaît ainsi complètement la spécificité de la maladie. Au lieu de dire, ce qui est admis à peu près par tout le monde, que l'adynamie n'agit qu'en permettant à l'affection spéciale de se développer, il fait procéder, sans intermédiaire, le tubercule de cette adynamie elle-même. Les mots : *mauvaise nutrition, faiblesse de la constitution*, reviennent constamment sous sa plume ; ce sont là, pour lui, des causes efficientes et non des causes prédisposantes ou occasion-

---

[1] Voir, dans le numéro d'août 1864 du *Montpellier médical*, les développements que nous avons donnés à cette question, à propos de la conférence de M. E. Chauffard sur Laënnec.

nelles. Veut-on un exemple? Quand il vient à constater l'hérédité des tubercules, il repousse l'idée que les enfants puissent avoir, en naissant, un germe spécifique. Ils n'apportent au monde qu'une faiblesse de constitution (pag. 206). Aussi Niemeyer estime-t-il que toutes les maladies qui débilitent, depuis les ulcères de l'estomac jusqu'à la chlorose, suffisent pour porter au développement des tubercules. C'est là, à nos yeux, une grande erreur ; car il est des sujets qui ont, pour ainsi dire, abusé de toutes les causes de débilitation, et qui cependant ne deviennent jamais tuberculeux. Il en est d'autres , au contraire, chez lesquels les tubercules se développent au milieu d'une santé luxuriante, et qui, vigoureux jusque-là, ne périssent que par l'évolution du produit morbide. Toute cette étiologie du tubercule est frappée d'erreur, par la méconnaissance de la prédisposition spécifique sur laquelle la cause la plus énergique n'aboutira pas, et Niemeyer termine dignement, pour ainsi dire, cette suite d'erreurs, en prenant, de toutes les idées venues de France, la plus contestable. Il s'est rallié, en effet, à l'opinion de M. Boudin, en disant que « les contrées marécageuses infectées de malaria paraissent, jusqu'à un certain point, mettre à l'abri de la tuberculose » (pag. 209).

Ces deux idées fausses, que le tubercule est un produit de l'inflammation et qu'il procède directement de la faiblesse, président à tous les développements consacrés au traitement des tubercules et inspirent des préceptes thérapeutiques souvent erronés, presque toujours insuffisants.

Ainsi, la méconnaissance de l'affection spécifique et la peur de l'inflammation le portent à pousser à l'extrème les précautions contre toute irritation pulmonaire. Par crainte de l'hyperémie du poumon, il proscrit rigoureusemet la danse comme étant un exercice trop violent; ailleurs il dit : « Si l'opinion d'après laquelle la fièvre hectique des phthisiques est aussi bien un symptôme de la *pneumonie chronique* destructive, que la fièvre qui accompagne un catarrhe aigu ou une pneumonie croupale est le symptôme de ces inflammations acquises, était plus généralement partagée, si la première manifestation d'une fièvre revenant tous les soirs, engageaient les médecins à recourir aux mesures qu'exige l'exacerbation de l'inflammation chronique; si l'*on confinait immédiatement de pareils malades dans leur chambre*, et au besoin si *on leur faisait garder le lit jusqu'à disparition entière de tout phénomène fébrile,* on pourrait se féliciter d'obtenir dans le traitement de la phthisie pulmonaire des résultats beaucoup plus heureux que ceux obtenus jusqu'à ce jour» (pag. 248). Redoutant à l'excès l'hyperémie pulmonaire, cause, à ses yeux, de tout le mal, l'auteur oublie momentanément ainsi la débilitation profonde que cette vie récluse infligera à ses malades. Je sais que certains médecins ont exagéré l'importance de l'exercice des organes pulmonaires comme moyen préventif de la phthisie. Je pense que la lecture à haute voix, le chant et le jeu des instruments à vent, si fort vantés par quelques systématiques, seront bien plus souvent nuisibles qu'utiles en ces circonstances; mais il ne faut rien outrer et ne point, par la crainte d'une hyperémie pulmonaire souvent chimérique, obliger les sujets à une immobilité absolue.

Si la crainte de l'inflammation pulmonaire amène des exagérations chez Niemeyer, celle de la faiblesse en motive d'autres non moins dangereuses; c'est ainsi que nous voyons l'auteur allemand ne pas hésiter à conseiller dans l'imminence de la phthisie, ou même lorsque les tubercules se sont déjà déclarés, le fer, les bains de mer, etc. (p. 254), dont l'expérience nous a, bien des fois déjà, démontré le danger en pareil cas. Personne ne peut ignorer spécialement les pages remarquables écrites par M. Trousseau sur les dangers des préparations ferrugineuses, lorsque la chlorose n'est pas essentielle et qu'elle sert de masque à l'invasion de la phthisie.

Enfin, Niemeyer condamne, sans alléguer une seule raison, l'emploi des révulsifs et des dérivatifs. « L'emploi d'un cautère ou d'un séton, pour détourner le mal de la poitrine, n'est malheureusement pas tombé en désuétude d'une manière générale» (pag. 257). Ainsi la révulsion et la dérivation, et cette prétention «de détourner le mal de poitrine» , sont des vieilleries indignes même d'être discutées par un homme sérieux! Quant à l'huile de foie de morue, on est d'abord étonné de voir le novateur qui nous occupe, conserver encore ce moyen vraiment utile; mais on est plus étonné encore du motif pour lequel il le conserve. « Il est probable, dit-il, que cette huile n'agit qu'en faisant profiter davantage le corps de l'alimentation azotée, par l'ingestion simultanée de la graisse; c'est-à-dire que la consomption du corps est retardée lorsqu'on y introduit une substance susceptible d'être brûlée à la place des éléments de l'organisme» (pag. 255). S'il s'agit tout simplement d'introduire du charbon dans notre machine, pour l'empêcher de se brûler elle-même, pourquoi ne pas choisir une forme sous laquelle il soit moins désagréable à l'avaler? A la place de ce liquide puant et nauséeux, si fort repoussé par le palais, donnez au moins un corps gras agréable au goût, et ne croyez pas avoir fait merveille en vantant comme succédané de l'huile de morue « *la graisse de chien !* »

En résumé, la lecture de ce livre sera très-utile ou très-pernicieuse, suivant la nature de l'esprit qui le lira. Il existe malheureusement, de nos jours, une foule d'hommes sans principes et sans critique, à l'affût de toutes les nouveautés quelles qu'elles soient, et qui, de peur de passer pour des obstinés et des retardaires, sont toujours de l'avis du dernier opinant. Pour eux, les doctrines scientifiques ressemblent aux modes, celles de l'année précédente sont surannées. Comme les femmes calquent leur costume sur la dernière gravure de la *Mode Illustrée*, ils calquent leurs opinions sur le dernier compte-rendu de l'*Académie des sciences*. De tels esprits perdraient, en lisant le livre de Niemeyer, tout ce qui peut leur rester encore de bon sens pratique. Quant à ceux qui ont appris à penser par eux-mêmes, qui désirent profiter des découvertes du passé comme de celles de l'avenir, qui, sans préjugé comme sans engouement, soumettent toutes les assertions nouvelles au libre examen de leur raison et au contrôle de leurs principes philosophiques, quant à ceux-là, disons-nous, l'ouvrage du médecin allemand leur profitera singulièrement. Il leur sera utile autant peut-être par ses erreurs que par les importantes vérités qu'il renferme. Si nous avons, d'ailleurs, soumis cette œuvre à une analyse minutieuse; si, malgré le mérite très-réel que nous lui avons reconnu, nous nous sommes efforcé de mettre en saillie ses lacunes et ses imperfections, c'est que nous n'avons pas voulu apprécier seulement un homme, mais une école tout entière. Après avoir reconnu toute l'importance qu'il y a, aussi bien dans le domaine de la pathologie que dans celui de la physiologie, à étudier le côté chimique et physique des phénomènes du corps vivant, nous avons voulu montrer que, s'en tenir là, c'est constituer une science défectueuse et stérile. Si la nosologie est fondée sur les seules données de l'anatomie pathologique, si les entités morbides ne sont distinguées les unes des autres que par le scalpel et le microscope, la nosographie est pleine d'erreurs, la thérapeutique devient *lettre morte*. En dehors de la tradition hippocratique, l'art médical s'anéantit!

Un dernier mot. L'habile éditeur de l'édition française des *Éléments de pathologie interne et de thérapeutique de Niemeyer,* n'a voulu négliger aucun moyen de succès pour son entreprise. Il a réuni autour d'elle, comme nous l'avons déjà dit, une vraie phalange d'hommes distingués. La traduction de MM. Culmann et Sengel est claire et nette, et l'on n'y retrouve aucune de ces obscurités de style qui rendent si désagréable à lire, en français, la *Pathologie cellulaire* de Virchow. Nous dirons peu de chose des notes ajoutées par M. V. Cornil, si ce n'est que ces notes n'ont dû lui coûter ni beaucoup de peine, ni beaucoup de temps. Nous parlerons un peu plus longuement de l'introduction de M. Béhier. En voyant un professeur si justement haut placé dans la science, se charger d'apprécier l'œuvre de Niemeyer, nous nous attendions à une étude approfondie des idées de l'auteur allemand, à une critique sérieuse, digne des deux hommes qui se trouvaient en présence. Notre déception a été grande. Nous n'avons trouvé que quelques idées superficielles et vulgaires, émises d'un trait de plume et comme par complaisance. Il n'y a là que des approbations vagues et des restrictions plus vagues encore. Lorsque M. Béhier trouve dans le livre allemand «une *certaine* exagération quant à la façon dont sont poussées au loin les déductions et les applications de *certaines* doctrines» (pag. vi), il n'émet que des affirmations bien peu compromettantes, et l'embarras de la plume trahit évidemment l'embarras de la pensée.

Somme toute, M. Béhier admirerait sans beaucoup de restriction l'Allemagne médicale, s'il ne craignait de la trop exalter, je ne dirai pas aux dépens des médecins français, mais aux dépens de la petite église à laquelle l'honorable professeur appartient. Les noms de Virchow, de Kölliker, de Ludwig, de Dunders, de Niemeyer, l'effrayent beaucoup pour la gloire de notre pays, et il essaie de leur opposer un groupe formidable par le nombre. Il évoque toute son intimité scientifique, il énumère grands et petits, il en impose par la quantité, *non perpendendi, sed numerandi.* La phrase est trop singulière, elle trahit trop les secrètes appréhensions de M. Béhier, pour que nous ne la rapportions pas tout entière. «Nous avons en deçà du Rhin, dit-il, pour faire progresser la science, *quelques ressources qui ne dépareraient pas les choses, même en Allemagne.* Nous pouvons utiliser, en effet, dans ce but, le scalpel de MM. Milne Edwards, Velpeau, Cruveilhier, Gosselin, Jarjavay et Sappey; *l'habitude expérimentale* de MM. Flourens, Claude Bernard, Coste, Vulpian, Jobert, Gavarret;

l'esprit d'analyse de **M. Béclard** ; le microscope de **M. Robin** ; *l'expérience médicale* de **MM.** Andral, Bouillaud, Grisolle, Nathalis Guillot, Monneret et Piorry [1] (pag. VIII) ». Oh ! qu'ils ont dû sourire en eux-mêmes, nos bons voisins les Allemands, s'ils ont lu cette bizarre énumération.

Pour nous, la vérité ne nous fait pas peur, et nous la dirons tout entière.

Si la vraie médecine est née d'hier, si elle n'a d'autres fondements solides que les données de la physiologie expérimentale et de l'histologie, l'Allemagne domine aujourd'hui la situation, il faut lui accorder une éclatante prééminence. Nous avons certainement en France des anatomistes, des micrographes, et surtout peut-être des physiologistes dignes de renommée ; mais nous n'avons pas une école qui puisse être égalée à celle de Virch w. Par son ardeur pour le travail, par la nouveauté et l'audace de ses vues, par l'inexorable logique de ses théories, celle-ci mérite le premier rang. Le Positivisme français est bien pâle devant le Matérialisme allemand , il est bien timide auprès de révolutionnaires tels que Buchner et Moleschott !

Mais si, au-dessus du monde matériel existe le monde métaphysique, si d'autre part les lois de la physique et de la chimie ne se confondent pas avec celles de la vie, si la pathologie a d'autres fondements que l'anatomie et s'éclaire surtout de la connaissance des causes et des symptômes ; si enfin, en dehors de la tradition hippocratique, la thérapeutique s'anéantit, oh ! les choses changent singulièrement de face. Alors éclate la prééminence, je ne dirai pas d'une petite coterie de médecins français, mais de la masse des médecins de notre pays, car nous trouverions au fond de nos provinces de grands noms à mettre à côté de ceux de Paris. A nos compatriotes la tâche d'arrêter le débordement, de sauver la médecine et la thérapeutique du naufrage où on veut les conduire ! Nous applaudissons aux labeurs des anatomistes et

---

[1] Plusieurs de ces noms sont au premier rang parmi nos plus illustres contemporains ; mais, à côté d'eux, quelle frappante inégalité ? Pourquoi omettre en même temps d'éminentes personnalités scientifiques ? A vouloir même s'en tenir aux célébrités parisiennes, est-il permis, par exemple, de faire une énumération de nos cliniciens sans y commmprendre M. Trousseau ?

des physiologistes allemands, et nous travaillons de concert avec eux pour enrichir la science de précieuses découvertes ; mais nous repoussons, et nous repoussons avec une immense énergie, de funestes exagérations et des bouleversements sans mesure. Certes les médecins allemands sont grands aujourd'hui, mais ils étaient plus grands encore lorsqu'ils s'appelaient Boerhaave, Van Swiéten, Stoll, Frank ou Hufeland. Si en ces derniers temps ils ont beaucoup appris, ils ont encore plus oublié, et lorsque, revenus du vertige qui s'est emparé d'eux, ils voudront retrouver la vraie médeciné, c'est chez nous qu'ils seront contraints de venir la chercher. Voilà, si j'avais été M. Béhier, ce que j'aurais écrit en tête du livre de Niemeyer ; voilà ce que M. Béhier aurait dit beaucoup mieux que moi ; voilà ce qu'il aurait dû dire !

G. Pécholier.

OCTOBRE

S'il est des esprits chagrins disposés à réserver toutes leurs louanges à ce qui était autrefois, il en est d'autres qui, méprisant le passé et dédaignant même l'avenir, souscrivent aveuglément à toutes les idées dominantes du moment présent, et les regardent, sans la moindre hésitation, comme l'expression suprême de la vérité. Pour eux, la science définitive est celle qu'ils possèdent. Ils sont incapables de démordre de leur parti pris. A leurs yeux, c'est commettre une grave erreur que de se retourner vers ce qui fut, ou d'aspirer vers ce qui sera. Ces gens-là, il faut le dire, éprouvent fréquemment de cruels démentis.

C'est ce qui arrivera, sans contredit, aux pyrétologistes modernes qui, dédaignant tous les travaux des anciens, ont repoussé les distinctions établies par ceux-ci entre les fièvres graves, et ont remplacé une analyse trop minutieuse par une synthèse encore plus condamnable. Pour les bons esprits, l'entité pathologique, fièvre typhoïde, existe très-

1

certainement, mais elle n'est pas la seule fièvre essentielle continue qui puisse durer plus de sept jours. A côté d'elle, il faut nécessairement en faire entrer d'autres dans le cadre nosologique.

Voici, par exemple, que les dernières recherches scientifiques, les progrès de la physiologie et de la chimie vont peut-être prochainement nous obliger à reconnaître l'existence d'une fièvre.... — oserai-je prononcer ce mot sans faire sourire bien des gens ?—d'une *fièvre putride...*, que dis-je ! de plusieurs fièvres putrides distinctes.

La putréfaction est une fermentation spéciale. Or, le rôle assigné aux fermentations dans le monde vivant, grandit tous les jours. Nos lecteurs, que nous avons déjà si souvent entretenus de la magnifique série de travaux et de découvertes de M. le professeur Béchamp, ne seront pas disposés à contredire une telle assertion. Ils savent combien de phénomènes naguère inexplicables se rapportent à des fermentations. Ils connaissent la manière d'agir du ferment et le rôle de ces microzoaires et de ces microphytes qui se nourrissent de la matière organique, l'absorbent et la réduisent en ses éléments. Tout récemment encore le professeur de Montpellier ne vient-il pas de démontrer, malgré des résistances trop obstinées, que la maladie des vers à soie est due à des parasites végétaux qui peuvent jouer le rôle de ferments et qui vivent aux dépens des tissus du précieux animal ?

Revenons à l'espèce de fermentation que l'on nomme putréfaction, pour parler des intéressantes recherches expérimentales publiées par MM. Coze et Feltz, dans la *Gazette médicale de Strasbourg.* Si les résultats de ces expériences se confirment, il serait acquis que l'infection putride, la fièvre typhoïde et la variole, ont pour origine une fermentation que l'on peut qualifier de *putride*, et qui a son siége dans le sang.

Les conclusions de MM. Coze et Feltz—et ces conclusions sont étayées par celles déjà publiées de M. Tigri, de M. Davaine et de plusieurs autres savants — sont : que le sang des individus atteints d'infection putride, de fièvre typhoïde et de variole, contient des bactéries, et que la présence de ces animalcules constitue le fait initial de la maladie. C'est à elles qu'il faudrait attribuer le point de départ de tous les désordres. Vivant aux dépens du sang, elles auraient pour résultat de consommer ses éléments fondamentaux et de sécréter de nouveaux produits qui seraient toxiques pour le corps humain; imitant, par exemple, la levûre de bière qui, se nourrissant de sucre, rend de l'acide carbonique et de l'alcool.

Ces dégâts commis par les bactéries dans le sang sont prouvés, disent les auteurs qui nous occupent, par deux autorités concordantes : le témoignage du microscope, celui des réactifs chimiques.

Le microscope démontre :

1° Une altération dans la forme et la consistance des globules rouges (déchiqueture et diffluence);

2° Une augmentation du chiffre des globules blancs en rapport avec la prolongation de l'infection;

3° La présence d'un nombre plus ou moins considérable de bactéries.

Les réactifs chimiques indiquent une diminution dans le chiffre des globules et des éléments albumineux, une augmentation dans la proportion de l'eau et de la fibrine, une diminution ou une augmentation des oxydations intra-organiques. L'analyse des gaz du sang permet de constater une proportion plus petite d'oxygène dans le sang artériel et dans le sang veineux, et une augmentation d'acide carbonique; elle prouve aussi qu'à la mort il y a dans le sang autant d'acide carbonique que d'oxygène, et que la maladie tend à rapprocher les chiffres de ces deux gaz.

Le sang est d'ailleurs un milieu parfaitement préparé pour une fermentation : réaction alcaline, température, matières fermentescibles, etc.

Comment les bactéries ou leurs germes pénètrent-ils dans le sang ? L'intégrité de l'épithélium de protection des muqueuses n'est point un obstacle à cette introduction. L'épithélium pulmonaire se montre plus réfractaire que d'autres, celui du rectum moins que celui de l'estomac.

MM. Coze et Feltz ont étudié le rôle des bactéries dans trois maladies différentes : l'infection putride, la fièvre typhoïde et la variole. Voici les conclusions qui ont trait à chacune de ces maladies :

1° *Infection putride.* — Les auteurs de Strasbourg ont constaté dans le sang des individus atteints de cette affection, des bactéries qui ont un aspect et une grandeur déterminés. Ce sont les éléments moléculaires des liquides putrides, et non le liquide lui-même, dont l'introduction dans le sang détermine la putréfaction de celui-ci. La mort des animaux sur lesquels on a expérimenté est survenue plus ou moins vite, parfois en trente ou quarante heures. Le symptôme le plus saillant est l'augmentation de température, due, suivant **MM. Coze et Feltz**, aux réactions chimiques liées à la fermentation interne. L'analyse chimique indique une diminution dans l'oxydation des éléments protéiniques et une légère diminution dans les combustions intra-organiques. Le sang renferme moins d'oxygène et plus d'acide carbonique.

2° *Fièvre typhoïde*. — MM. Coze et Feltz ont trouvé une espèce de bactérie spéciale au sang typhoïde, qui rappelle le *bacterium catenula*. Le sang d'un lapin infecté par l'introduction de bactéries typhoïdes, détermine sur l'organisme d'un autre lapin des effets très-appréciables. Le sang du second animal peut à son tour infecter celui d'animaux de même espèce. On reproduit ainsi des générations successives de bactéries, et, plus ces générations sont répétées, plus les bactéries sont actives et les accidents rapides. La fièvre est indépendante des plaques de Peyer; elle se traduit surtout par une augmentation de température qui est due aux phénomènes de fermentation.

3° *Variole*. — Ici encore, une nouvelle espèce de bactérie est constatée dans le sang. Cette dernière correspond au *bacterium termo* de Müller. Le sang veineux des hommes varioleux est infectant pour les lapins. La mort survient en dix heures au minimum, et avec des doses d'inoculation très-petites. Même élévation de température, mêmes changements dans le sang que dans le cas précédent.

Nous avons voulu résumer ici les conclusions des expériences de MM. Coze et Feltz, parce que, nous ne craignons pas de le dire, leur valeur deviendrait immense, le jour où elles seraient définitivement acquises à la science. Mais, alors même que l'analogie et le courant des idées du jour leur donnent, comme nous le disions en commençant, un certain appui, il est impossible d'accepter des faits aussi fondamentaux, sans qu'ils aient reçu maintes fois le contrôle des observateurs les plus compétents. L'erreur est si facile en ces matières. S'il éclaire souvent, le microscope trompe souvent aussi. Y a-t-il vraiment des bactéries dans le sang des individus atteints de variole, de fièvre typhoïde, d'infection putride? Y en a-t-il chez tous? N'en trouve-t-on pas chez d'autres malades, et même chez les gens bien portants? Ne se développent-elles pas après la mort du sujet, ou tout au moins après que le sang a été retiré des vaisseaux? On voit combien il faut d'expériences précises et multipliées pour répondre à toutes ces questions, pour dissiper toutes ces incertitudes!

Mais aussi, quel progrès dans la science, le jour où les affirmations de MM. Coze et Feltz seraient définitivement prouvées ! quel jour jeté sur la pathogénie des fièvres et de toutes les maladies virulentes ! Je ne doute pas, pour ma part, que ce qui serait démontré à ce point de vue pour la variole et la fièvre typhoïde, ne le fût aussi pour le choléra, la fièvre jaune, etc. On en arriverait ainsi à la connaissance de l'espèce de ferment spécial à chaque maladie virulente, et du genre de fermentation qui y correspond. Par là, les symptômes seraient expliqués, le pronostic dévoilé, et le traitement lui-même, comme nous le dirons, rendu plus sûr et plus puissant.

Et qu'on ne s'étonne pas de voir un fervent adepte de la Doctrine de Montpellier croire à la possibilité de pareils faits ! nous sommes convaincu qu'ils ne contredisent en rien la notion vitaliste de la maladie. Alors même qu'on accepterait en entier le rôle assigné par MM. Coze et Feltz aux bactéries, celles-ci ne sont point la maladie, elles n'en sont que la provocation. La maladie consiste dans l'impression produite sur l'organisme vivant par le sang fermenté et putréfié et dans la réaction de cet organisme. Celui-ci lutte contre une cause accidentelle de trouble ; il peut s'en débarrasser, et, s'il succombe, c'est après une résistance plus ou moins prolongée et proportionnée à ses forces. La maladie commence, non par l'altération d'un solide, comme l'a admis si longtemps l'École organicienne, mais par celle d'un liquide, le sang. Celui-ci se modifie sous l'influence d'une fermentation ; mais cette fermentation s'établira-t-elle chez tous les sujets qui auront absorbé les germes morbides ? Bien loin de là : pour que le germe se développe et détermine ultérieurement ses funestes effets, il faut qu'il trouve dans l'organisme vivant des conditions favorables à sa croissance. Le rôle de la prédisposition morbide, tel qu'il est enseigné dans l'École de Montpellier, n'est donc pas diminué. Chez tel individu, le germe du ferment mourra ; chez tel autre, ce sera le ferment lui-même, au moment où celui-ci aura seulement *ébauché* la maladie corrélative à sa présence. Il faut compter toujours avec cette providence interne qui *informe* le corps dès la conception, préside à la nutrition, et réagit contre les causes de mort et de destruction. — Supposons, par exemple, que le choléra soit déterminé par des microzoaires jouant le rôle de ferment : la plupart des hommes qui vivent au milieu du foyer de l'épidémie, reçoivent en leur organisme les germes morbides, mais beaucoup y sont réfractaires, un plus grand nombre peut-être n'en éprouvent qu'une impression mitigée. De là, de petites diarrhées, de l'anorexie, un sentiment de froid, des symptômes nerveux qui s'éteignent d'eux-mêmes après la mort ou l'élimination du ferment, sans avoir amené les graves accidents de l'épidémie.

Lorsque, malgré les obstacles qu'il a éprouvés de la part de l'organisme, le ferment s'est développé dans le sang et a commencé à y réaliser ses funestes modifications, celui-ci doit-il subir nécessairement et dans son entier la modification morbide? Non, bien certainement! Alors même qu'il ne faudrait plus compter, à ce moment-là, sur les efforts du système vivant, j'entrevois une ancre de salut, en comparant la fermentation pathologique à d'autres fermentations, à la fermentation alcoolique, par exemple. Lorsque, dans une solution contenant du sucre en grande proportion, le ferment a produit une quantité donnée d'alcool, il cesse de pouvoir continuer la fermentation dans ce milieu, et voilà comment on trouve des vins sucrés. Or, pourquoi un phénomène du même genre ne se produirait-il pas dans les fermentations qui s'effectuent au milieu du sang? En ce cas, lorsque les bactéries auraient accompli dans nos vaisseaux une partie de leur œuvre de destruction, elles ne pourraient plus la continuer et mourraient peut-être, premières victimes elles-mêmes du mal qu'elles auraient fait. L'organisme vivant aurait alors à se débarrasser des liquides altérés, à les chasser hors des vaisseaux et hors de lui-même par les sécrétions et les excrétions. Et qui ne reconnaîtrait, dans cet acte essentiellement spontané et salutaire, une crise humorale, telle que les anciens l'ont observée, telle qu'ils ont admirablement décrite, mais que, faute des connaissances acquises aujourd'hui, ils ne savaient expliquer!

Là ne s'arrêtent pas toutes les déductions que l'on serait en droit de tirer des expériences de MM. Coze et Feltz. Si l'action de certains ferments sur le sang est le phénomène initial de plusieurs maladies, la contagion de ces maladies est une conséquence nécessaire de pareilles prémisses. Les habiles expérimentateurs de Strasbourg soutiennent, d'ailleurs, qu'ils l'ont facilement produite. Il suffit que telle ou telle espèce de bactérie ou même ses germes soient introduits dans le sang d'un individu jusque-là bien portant, pour que, s'il n'y a pas une inaptitude spéciale du sujet, à la suite d'une incubation où les germes se développent et se multiplient silencieusement, la fermentation morbide s'effectue. On voit dès-lors le rôle immense qu'il faudrait assigner à la contagion dans un bon nombre d'affections. Et comme la génération spontanée est impossible, comme le plus petit être vivant ne provient que d'un être semblable à lui, il en résulte que toutes les *maladies liées à des fermentations ne pourraient jamais naître spontanément.* Nous avouons franchement qu'une telle assertion est en contradiction formelle avec les opinions que nous avons plusieurs fois professées. Nous avons cru, et nous croyons encore jusqu'à démonstration complète des conclusions expérimentales de MM. Coze et Feltz, à la spontanéité possible de plusieurs et même de presque toutes les maladies contagieuses. Mais s'il devient rigoureusement prouvé que ces affections sont dues à de véritables fermentations, comme les bactéries ne proviennent sûrement que de bactéries semblables à elles, les états pathologiques par fermentation ne se manifesteront jamais que lorsque l'organisme aura reçu du dehors les germes morbides. Ajoutons que toutes les dernières recherches, et spécialement celles qui ont trait à la récente épidémie de choléra, sont de nature à accroître singulièrement l'étendue jusqu'ici assignée au domaine de la contagion ; celle-ci n'en demeure pas moins essentiellement contingente dans ses effets, car elle ne dépend pas seulement du germe morbide, mais de l'aptitude de l'organisme à le laisser évoluer et agir.

La thérapeutique elle-même, qui jusqu'ici a retiré si peu de secours des progrès de la physiologie pathologique, trouverait peut-être dans la découverte des deux médecins de Strasbourg l'occasion d'un progrès considérable.

Si une fièvre était due à la décomposition du sang par la fermentation corrélative à la présence des bactéries, quelles seraient les indications dominantes ? Nous en reconnaîtrions trois : 1° s'opposer au développement des germes ; 2° détruire ceux qui se sont produits ; 3° chasser hors des vaisseaux sanguins et hors de l'organisme les produits d'excrétion des ferments (*les humeurs peccantes !*).

Cette dernière indication justifierait et expliquerait les merveilleux effets de la méthode évacuante, si fort en vogue auprès de la plupart des médecins Hippocratistes, si conspuée naguère, et fort heureusement revenue aujourd'hui en grande faveur. Il faudrait cependant, à l'égard de l'emploi des purgatifs, établir d'utiles distinctions. S'il était prouvé, comme l'analogie nous l'a fait entrevoir, que les ferments morbides meurent dans le sang arrivé à un point déterminé de saturation des produits de leur sécrétion, ce ne serait point au début, mais au moment de la saturation (la *coction* des anciens), qu'il y aurait lieu d'employer les purgatifs. Ainsi serait expliqué encore un adage clinique de la médecine Hippocratiste : les purgatifs ne conviennent pas d'ordinaire dans la première période des maladies fébriles.

Les deux autres indications majeures, avons-nous dit, seraient de mettre un obstacle à l'éclosion des germes et de détruire ceux qui sont déjà éclos. Depuis qu'il a été question des affirmations de M. Tigri (de Sienne), nous avons pensé qu'il existerait peut-être un moyen souverain d'empêcher l'éclosion des germes de ferments introduits dans le sang, et cette idée nous a été inspirée par les expériences de M. le professeur Béchamp. La créosote, qui s'oppose au développement des moisissures dans l'eau sucrée et en général à celui de tous les germes de ferment, ne pourrait-elle pas remplir le même rôle dans le sang; ne réussirait-elle pas en cette dernière circonstance, comme elle a réussi dans les mains de M. Masse, pour empêcher l'évolution des spores du *Trichophyton tonsurans*? Aussi attendons-nous l'occasion favorable de l'essayer dans la fièvre typhoïde. Une très-faible quantité de créosote suffit pour protéger très-longtemps une dissolution de sucre, ainsi que M. Béchamp l'a démontré. Il faudrait donc introduire bien peu de créosote dans le sang pour s'opposer à l'éclosion des germes des bactéries, circonstance très-importante, à cause du mauvais goût et de l'âcreté de la substance. Il serait bon d'ailleurs de chercher s'il n'existe pas d'autres médicaments qui soient de nature à remplir plus facilement l'indication que nous venons de signaler.

Quant à ce qui est de détruire les ferments une fois développés, la créosote est, on le sait, impuissante à y parvenir. Il deviendrait donc important de trouver un médicament apte à agir en ce dernier sens, ou plutôt même plusieurs médicaments différents, car il est possible que chaque bactérie ait son poison particulier. Qui sait si le quinquina n'est pas un de ces antidotes, et s'il n'a pas une action toxique contre certains ferments? N'est-il pas réputé depuis longtemps un *anti-putride?* Le camphre, l'ambre gris, le musc appartiennent à la même catégorie de remèdes. Et il est curieux de rappeler à ce propos que le camphre en particulier est employé journellement dans les ménages, pour détruire les germes de ces petits animaux qui font souvent à la sourdine tant de ravages dans les vêtements de laine.

Toutes les déductions qui précèdent reposent sur la légitimité des conclusions expérimentales de MM. Coze et Feltz, conclusions auxquelles nous sourions volontiers, mais dont nous n'oserions certainement pas nous porter garant, et qui exigent, avant d'être adoptées, de multiples attestations. Ce n'est peut-être là encore qu'un rêve après beaucoup d'autres. Mais si c'est un rêve, il nous aura du moins été agréable de le caresser un instant!

La nouveauté du sujet explique comment nous avons donné ce mois-ci, dans notre chronique, aux expériences de MM. Coze et Feltz la première place, qui est destinée d'ordinaire aux retentissantes discussions des académiciens. Avant d'en *revenir à nos moutons,* — pourquoi effacerions-nous ce mot tombé de notre plume, puisque toute équivoque est certainement impossible?— nous saisissons avec empressement l'occasion d'entretenir nos lecteurs de l'emploi thérapeutique de l'alcool. Cette occasion nous est fournie par un article intéressant inséré récemment par l'honorable M. Vigla dans le *Journal de pharmacie.* Nous allons le résumer brièvement ici et le faire suivre de quelques réflexions.

Deux méthodes règnent en Angleterre: l'une, dite des *stimulants,* est celle de Todd; l'autre, dite des *toniques,* est professée par Bennett (d'Édimbourg).

On sait que Todd est purement et simplement un disciple de Brown. Pour lui, l'inflammation est une maladie de faiblesse, et il est curieux, disons-le en passant, de voir une telle assertion appuyée, en partie du moins, par le témoignage des histologistes récents qui rapportent cet état pathologique à une paralysie des nerfs vaso-moteurs. La maladie n'est curable par l'influence directe d'aucun médicament, à moins que ce ne soit un antidote. Elle guérit par les procédés naturels pour le développement desquels il faut relever les forces vitales.

Partant d'un pareil ordre d'idées, Todd recommande, comme méthode ordinaire du traitement des maladies aiguës, une bonne alimentation, du vin et de l'eau-de-vie à doses élevées et fractionnées. Il insiste dans son ouvrage principalement sur le rhumatisme articulaire aigu, sur l'érysipèle et la pneumonie. Son mode d'administration est une cuillerée à café ou à soupe, d'eau-de-vie, étendue dans l'eau, toutes les une ou deux heures.

Les expérimentations entreprises à la Charité par M. le professeur

Béhier et celles de **M.** le Dr Trastour (de Nantes), ont semblé témoigner en France de l'efficacité de la méthode de Todd.

La méthode des *toniques*, ou de Bennett, diffère notablement de celle de Todd. Voici son idée fondamentale : La phlegmasie, et il est surtout question ici de celle des poumons, comprend une série d'actes dont il faut favoriser l'évolution physiologique. Il suffit donc, en général, de soutenir les forces par une bonne alimentation et une petite quantité d'alcooliques, de vin par préférence.

Dans le système de Todd, les alcooliques sont donnés à titre d'aliment, de stimulant général, de sudorifique même, et à des doses fractionnées certainement, mais assez élevées pour produire quelquefois l'ivresse. Dans la conduite de Bennett, l'alimentation est l'essentiel, l'alcool est l'accessoire et n'intervient qu'à titre d'excitant local de la digestion. S'il est prescrit parfois comme excitant général, c'est par exception et pour obéir à des indications spéciales. Voici quelle est la formule ordinaire du traitement : lait, thé de bœuf, en quantité aussi considérable que le malade le désire; dès que celui-ci demande à manger et que le pouls commence à baisser, côtelettes, beefsteacks et 100 à 200 gram. de vin par jour.

Joignant le témoignage de l'expérience aux conjectures de la théorie, M. Bennett arrive avec des statistiques que je n'hésite pas à qualifier de fabuleuses. Il faut presque remonter à la conquête de la toison d'or par les Argonautes, pour trouver quelque chose d'approchant. Le lecteur en jugera :

« Sur 129 cas, parmi lesquels vingt-six fois la phlegmasie occupait les deux poumons et quinze fois un poumon tout entier, il n'y a eu que quatre morts, et encore furent-elles dues à des maladies intercurrentes » !!! Et que l'on ne pense pas, pour expliquer ces prodiges, que la pneumonie de l'Écosse emprunte quelque chose à la douceur proverbiale de l'hospitalité de ce pays, car voilà vis-à-vis des chiffres de M. Bennett ceux de ses confrères, qui certes ne sont pas brillants. En dix ans, sur 648 cas traités dans l'hôpital d'Édimbourg, on avait perdu 222 malades. Il est vrai que la méthode antiphlogistique — peut-être celle des saignées coup sur coup — était alors fort de mode. Qu'en penserait M. Bouillaud ! Quant à M. Bennett, fort de ses chiffres, il semble prêt à affirmer de la pneumonie ce qu'un médecin français vient de dire récemment du choléra : « on n'en meurt que quand on le veut ! »

Nous avons pour habitude de ne rien accueillir sans le faire passer par la filière de notre critique. Aussi les faits et les théories qui précèdent nous inspirent-ils quelques réflexions que nous venons à notre tour soumettre à ceux qui veulent bien nous lire.

Todd et Bennett nous paraissent être profondément dans le vrai, en prenant pour premier principe le dogme Hippocratique de la nature médicatrice, qui a fait la force et la valeur des grands praticiens de toutes les époques. Pareil dogme est incompatible avec les théories de l'organicisme, dans lequel la vie est un résultat et non une cause, et suppose le vitalisme, qui seul peut le comprendre et l'expliquer. Nous partons donc du même point que Todd et que Bennett, mais nous nous séparons bien vite d'eux.

Ils posent en fait que la réaction de l'organisme contre les maladies est toujours bonne et toujours insuffisante. Nous nous inscrivons en faux contre une telle assertion ; Stahl, lui aussi, pensait que l'âme intelligente, directrice des mouvements vitaux, faisait pour le mieux tout ce qu'elle effectuait, et se plaçait ainsi au premier rang parmi les émules de Candide. Il suffit de bien observer, pour voir se démentir un pareil optimisme. Le système vivant, lorsqu'il réagit contre la maladie — ce qui d'ailleurs n'arrive pas toujours, — est dirigé par des lois instinctives et générales qui sont souvent contraires à tel ou tel cas particulier. Il en résulte que la réaction médicatrice peut être déviée et dangereuse, et qu'elle peut être trop énergique. L'exciter à outrance en tous les cas, sans critique et sans indication, c'est s'exposer aux plus graves dangers. Il est bien vrai que l'on a fait de la saignée, des contro-stimulants et des débilitants de criants abus; mais il est vrai aussi que dans bon nombre de circonstances on en a vu de magnifiques résultats. J'ai cité déjà ailleurs le fait de 22 pneumoniques qui furent saignés très-énergiquement (au moins trois ou quatre fois chacun) par M. Émile Chauffard, dans l'hôpital d'Avignon, au printemps de l'année 1853. Ces 22 malades guérirent tous, et la série heureuse ne fut interrompue, précédée ni suivie par aucun insuccès !

L'alcool, l'alimentation à haute dose, comme méthode constante du traitement de la pneumonie, feraient certainement d'une manière générale autant de victimes que les saignées coup sur coup. Mais ils ont leurs importantes indications, qui n'ont jamais été méconnues, à Montpellier tout au moins, mais que les efforts de l'École anglaise contemporaine la vérité », n'inspirent-ils pas au systématique ! Tel malade était vraiment entré trop tard à l'hôpital, pour que la panacée ait pu le sauver ; tel autre n'a pas été suffisamment docile. Celui-ci a commis quelque grande imprudence, celui-là est *mort guéri*. On ne peut vraiment les faire entrer en ligne de compte. C'est ainsi que les statistiques *s'épurent*, et qu'ainsi épurées, elles viennent servir de témoignage en faveur des médications les plus opposées !

Pour en finir avec les quelques essais de la méthode de Todd que nous avons tentés, nous dirons que nous l'avons encore employée à l'hôpital Saint-Éloi, contre un cas de fièvre typhoïde et un cas de péricardite rhumatismale grave. Le malade atteint de fièvre typhoïde mourut sans avoir eu la plus légère amélioration. Il faut dire que le cas était des plus sérieux et les symptômes ataxo-adynamiques très-accentués dès le début. Chez le rhumatisant atteint de péricardite, il existait une faiblesse profonde, une grande oppression ; le pouls était très-fréquent et très-dépressible, l'abattement extrême, c'est ce qui nous décida à employer la potion de Todd, mais le remède ne fit qu'aggraver le mal, et nous nous hâtâmes de la suspendre ; le sujet se rétablit avec beaucoup de peine. Pendant la convalescence, qui fut très-longue, il survint une aphasie fort bizarre ; celle-ci n'était pas encore complètement dissipée, lorsque le malade fut envoyé en convalescence dans sa famille.

Arrivons-en maintenant aux comptes-rendus des séances académiques de ce mois.

Si le chauvinisme scientifique est un ridicule, ce n'est certainement pas celui de la France, à notre époque. Alors que les savants de toute l'Europe sont infatués au-delà du possible des moindres travaux de leurs compatriotes, et s'efforcent d'établir la prééminence de leur propre pays, nous semblons avides, nous autres Français, d'abdiquer la souveraineté intellectuelle dont nous étions dotés, de conspuer ou tout au moins de rabaisser ce qui vient de chez nous, pour exalter outre mesure ce qui vient du dehors. C'est surtout l'Allemagne qui provoque l'enthousiasme exclusif ; les savants de ce pays nous semblent montés sur d'immenses piédestaux ; leur plus mince découverte, nous la prônons avec fracas ! Il y a comme une sorte de monomanie d'admiration pour eux. On ne veut plus d'autres livres que ceux qu'ils ont écrits, d'autre langue que la leur, malgré ses duretés pierreuses. Virchow est l'Hippocrate moderne, Moleschott et Buchner font pâlir la réputation de Platon et de Descartes, et le livre de Niemeyer, dont nous avons déjà rendu compte dans ce journal, est l'Évangile où nous devons réapprendre les premiers rudiments de notre science. Pour ma part, je proteste avec énergie contre ce courant d'idées. Je la déteste cordialement, cette nation-là, avec son matérialisme vide et nuageux, et son orgueil insensé. Si, au milieu des ruines qu'elle entasse autour d'elle, elle fait éclore quelque idée nouvelle, je me garde de la repousser *à priori*, mais je ne l'accepte que sous bénéfice d'inventaire. Je réserve toute mon admiration, tout mon enthousiame, toute ma sympathie, pour la foule de savants que ma patrie produit toujours si largement!

Telle n'est pas l'opinion de l'honorable M. Bouvier, qui a remplacé M. Velpeau à la tribune de la rue des Saints-Pères, et dans sa charge à fond de train contre M. J. Guérin. Voulant réduire à néant les prétentions du savant rédacteur de la *Gazette médicale* à la découverte de la méthode sous-cutanée, il en rapporte la gloire, — à Delpech, me direz-vous? et à l'École de Montpellier, ainsi que M. Cavalier l'a si bien mis en lumière dans sa dernière chronique? — Non certes, mais à Stromeyer (qui a écrit lorsque Delpech était déjà mort), à Dieffenbach, à un Allemand quelconque! Il est de notre devoir d'examiner sérieusement cette prétention de M. Bouvier, et de voir si elle est fondée. Dans ce but, il nous faut reprendre la discussion de l'Académie de médecine au point où M. Cavalier l'a laissée le mois dernier, c'est-à-dire après le discours de M. Velpeau.

La lecture de M. Bouvier est facile à résumer en quelques mots. C'est un réquisitoire ardent, passionné, convaincu, souvent habile, contre M. Guérin et ses prétentions. La lutte n'est pas née hier, d'ailleurs, entre ces deux athlètes distingués; elle a commencé en 1857, devant l'Académie des sciences, qui a couronné M. Guérin, en le préférant à M. Bouvier, à propos de cette même question de la méthode sous-cutanée. Elle a continué en 1839, 1840, 1844 et 1857, devant l'Académie de médecine, où M. Bouvier en a appelé du jugement de l'Institut, et où les deux infatigables adversaires se sont déjà maintes fois ardemment mesurés.

Analysons d'abord succinctement le discours de M. Bouvier, nous en arriverons ensuite à la réplique de M. Guérin.

« *En France comme à l'étranger*, commence M. Bouvier, *tout médecin au courant de la science regarde M. Stromeyer comme l'inventeur des opérations sous-cutanées*; M. Guérin *seul* lui dénie cette gloire, pour se l'attribuer ! » En 1833 et 1834, Stromeyer publie un premier mémoire dans lequel il traite de la section du tendon d'Achille. On y trouve déjà le principe fondamental de la méthode sous-cutanée : « éviter l'accès de l'air, la suppuration et l'exfoliation du tendon ». De 1834 à 1838, le chirurgien du Hanòvre multiplie ses opérations et les applique aux muscles et aux tendons de presque toutes les régions du corps. Enfin, il publie en 1838 un travail étendu, qui présente la méthode sous-cutanée orthopédique dans ses principes, ses procédés, ses indications et tout son ensemble.

Pendant la même période de temps, continue M. Bouvier, tandis que M. Stromeyer agrandissait le champ de sa méthode, on ne restait pas inactif dans les *autres parties de l'Allemagne*, en France, en Angleterre en Amérique; on s'appliquait de toutes parts à compléter, à perfectionner la méthode des opérations sous-cutanées. Tel était le but des efforts de Dieffenbach, de Stoers et de M. Bouvier lui-même. M. Guérin n'est intervenu qu'en 1838, et dès-lors il a élevé des prétentions d'inventeur, maintes fois renouvelées par lui depuis lors, avec une constance digne d'une meilleure cause.

Qu'est-il sorti de nouveau, de vrai, d'utile, de cette coopération de M. Guérin? M. Bouvier suit, pour le constater, la division établie par M. Guérin lui-même.

1° *Action de l'air comme cause de l'inflammation suppurative.* — M. Guérin, qui ne prétend pas à l'invention de ce dogme, soutient du moins en avoir seul fourni la démonstration. Son adversaire nie que cette démonstration soit suffisante et même qu'elle repose sur l'observation rigoureuse des faits.

2° *Absence d'inflammation et organisation immédiate des tissus.* — Il n'y a pas là découverte de la part de M. Guérin : la discussion de 1857, les citations récentes de M. Velpeau, l'ont surabondamment prouvé. M. Guérin a apporté seulement des notions plus complètes sur ce qui se passe dans la cicatrisation des tissus autres que les tendons, lorsqu'ils ont été divisés sous la peau.

3° *Procédés opératoires établis en vue de placer et de maintenir les plaies à l'abri du contact de l'air.* — M. Guérin a ajouté à ce qu'avait fait Stromeyer le précepte d'éloigner davantage la piqûre cutanée de l'organe à diviser, précepte parfois utile, dans d'autres cas sans importance, dans quelques-uns impraticable ou dangereux.

4° Application ou généralisation de la méthode sous-cutanée. — Celle-ci était déjà généralisée avant les travaux de M. Guérin. Il ne peut être question ici que de l'extension de la méthode. M. Guérin a beaucoup fait sous ce rapport, trop fait peut-être; mais le monde savant oubliera les excès et gardera le souvenir de créations utiles.

M. Bouvier termine sa philippique par quelques réflexions moins hostiles :

« Si je suis *obligé*, dit-il, de dénier à notre collègue l'invention même de la méthode sous-cutanée appliquée à la chirurgie générale, il ne m'en coûte pas plus qu'à M. Velpeau de déclarer que ses efforts pour étendre et perfectionner l'emploi de cette méthode, ont eu dans diverses circonstances des résultats utiles à la science et à l'humanité.»

L'éloge est mince! On voit nettement que M. Bouvier qui, dans une discussion académique mémorable, voulait naguère monter au Capitole en l'honneur du séton, n'y monterait pas avec le même entrain aujourd'hui, pour y porter M. Guérin en triomphe.

M. Guérin, d'ailleurs, ne réclame ni l'amour ni la mansuétude de ses rivaux. Quel polémiste et quel dialecticien ! Comme il sait faire valoir ses droits! Ses adversaires, il les abat à coup de massue! Le fils de Télamon, Ajax contempteur des dieux, faisait moins de carnage au milieu des Troyens ! Écoutons-le répondre à M. Bouvier, soit à la tribune de l'Académie, soit dans les colonnes de la *Gazette médicale*, cette autre tribune d'où sa voix n'a pas moins d'éclat et de puissance. S'il aurait tort, à nos yeux, de méconnaître ce qui s'était fait à Montpellier avant lui, il est complètement victorieux dans son débat contre les prétentions élevées au nom de Stromeyer. L'opérateur allemand n'est certes pas en progrès sur Delpech, tout au moins dans ce qui regarde la conception des principes de la méthode sous-cutanée. Il ne paraît même pas avoir compris dans son point de départ et dans ses rapports avec la physiologie pathologique, l'idée créatrice et pleine de génie de celui qui, sans contredit, doit être appelé le plus grand chirurgien de notre siècle.

C'est le regrettable Dr Schnepp qui, dès la discussion de 1857, a réduit à néant les prétendus droits des Allemands à l'invention de la méthode sous-cutanée. Familier avec la langue allemande et très-versé dans la littérature médicale de ce pays, M. Schnepp a étudié tout ce qui a été écrit en Allemagne sur la résection des tendons et la méthode sous-cutanée. Or, de cette étude il ressort clairement qu'avant les travaux de M. Guérin, les Allemands n'ont rien ajouté à la conception de Delpech, si tant est même qu'ils ne l'aient pas méconnue.

« Nous n'avons trouvé, dit M. Schnepp, dans l'ouvrage publié en 1838 par M. Stromeyer, aucun passage qui se rapportât à l'action de l'air comme cause de suppuration des plaies sous-cutanées, ni aux précautions à prendre dans les procédés opératoires pour éviter cette action. »

Le médecin allemand, continue-t-il, avoue lui-même que, de la méthode de Delpech à la sienne, il n'y a qu'un petit pas. Ce qui le préoccupe surtout, c'est la crainte de l'exfoliation des tendons. Sa grande recommandation est de ne pas déchirer, pendant l'opération, les tissus environnants. Dans un cas où survint la suppuration du tissu cellulaire circonvoisin, il l'attribue à l'emploi du bistouri boutonné qui aurait produit cette funeste déchirure. Éviter une telle faute est l'indication majeure. Aussi, adoptant la manière de voir de Stromeyer, M. Pauli (de Landau) écrit-il ces lignes décisives : « Il est passablement indifférent de diviser le tendon d'une manière ou d'une autre, pourvu qu'on s'y prenne adroitement, c'est-à-dire sans déchirer le tendon et les parties qui l'environnent. Il s'agit moins de l'étendue de la plaie que des désordres auxquels l'opération donne lieu par elle-même. Peu importe que la plaie ait un 1/2 pouce d'étendue de plus ou de moins; en effet, une incision cutanée de 4 pouces de longueur guérit tout aussi facilement *per reunionem* qu'une autre qui n'a qu'un demi-pouce d'étendue. La section du tendon est plus commode quand la plaie cutanée est plus grande, et les déchirures sont plus faciles à éviter. Dans la section tendineuse, une petite plaie de la peau n'a d'autre importance que de léser moins de filets nerveux et d'être moins douloureuse pour le malade ! »

Ce passage est-il suffisamment clair et quelqu'un peut-il encore revendiquer sérieusement pour les Allemands l'invention de la méthode sous-cutanée ? Que ceux-ci aient fait de bonne heure un grand nombre de ténotomies, je l'accorde volontiers, mais ils sont restés longtemps sans comprendre le principe et l'importance de la méthode sous-cutanée. M. Stromeyer parlait tout à l'heure d'un *petit pas* entre lui et Delpech ; quant à nous, plus justes, nous reconnaissons qu'il y a eu un grand pas, mais un grand pas en arrière !

D'ailleurs, si l'Allemagne avait à revendiquer pour elle l'honneur que lui concède gratuitement, à nos yeux, l'honorable M. Bouvier, il faudrait glorifier, non pas Stromeyer, mais Dieffenbach, qui le premier a traité en 1830 des torticolis par la section du sterno-mastoïdien. Le seul mérite de Stromeyer, c'est d'avoir transporté au tendon d'Achille l'opération pratiquée précédemment au cou par Dieffenbach. Or, ce dernier ne s'est pas préoccupé le moins du monde de la présence de l'air dans la plaie, il a cherché à couper le muscle le plus adroitement possible et à ne faire aucun dégât dans les parties voisines, et pour cela, sans contredit, comme l'a voulu plus tard M. Pauli, il s'est mis à l'aise en faisant à la peau une incision suffisamment large. D'ailleurs, Dieffenbach a lui-même appuyé notre thèse par son propre témoignage. Après avoir eu quelques velléités de réclamer la priorité sur les travaux publiés en France, il a plus tard loyalement reconnu les droits de nos compatriotes, et a fait à cet égard une déclaration qui a été publiquement répétée par son élève, M. Philips.

En terminant le résumé de cette discussion, trop longue et trop passionnée, mais vraiment intéressante, nous nous croyons obligé de formuler nos conclusions personnelles ; nous le ferons en quelques mots. Aux Allemands revient le mérite d'avoir, sinon créé, du moins agrandi et vulgarisé la ténotomie. Mais quant à la méthode sous-cutanée, ils n'ont pas le plus petit droit de réclamer pour eux l'honneur de son invention. C'est Delpech, — ainsi que l'ont prouvé M. Moutet dans sa remarquable thèse de concours pour l'agrégation, et M. Cavalier dans la dernière chronique de ce journal, — qui dans un élan de génie a conçu la méthode, prévu ses avantages et fait sa première application. Mais cette méthode, il fallait la perfectionner, la généraliser et en formuler définitivement les lois et la théorie, et tel a été le rôle de M. J. Guérin. Du fait unique de Delpech à une pratique usuelle, il y avait loin. Aussi la part de mérite du rédacteur en chef de la *Gazette médicale* de Paris est-elle vraiment grande. Lorsque les petites passions auxquelles sont accessibles à l'égard des contemporains même les esprits supérieurs, seront éteintes, la postérité sera plus juste à l'égard de M. Guérin. Nous ne souhaitons d'ailleurs en rien que ce moment vienne bientôt, et nous espérons pour l'honorable orthopédiste que l'injustice se perpétuera encore longtemps... bien longtemps !

La postérité aura, avouons-le, un autre grand étonnement : celui des efforts qui ont été faits, en 1866 comme en 1857, pour dépouiller la France de l'honneur d'avoir réalisé une importante découverte et pour attribuer cet honneur à l'étranger, à l'Allemagne. Cette Allemagne, je demande à mon tour instamment que nous lui fassions un important emprunt, nous autres Français : ce serait — non pas tout, il y aurait excès, — mais quelque chose de ce patriotisme jaloux avec lequel elle exalte ses enfants et dédaigne superbement tout ce qui ne vient pas d'eux !

M. J. Guérin n'a pas eu le dernier mot dans la discussion qu'il avait soulevée. A la séance du 18 septembre, M. Piorry est monté à la tribune, pour lire une note longue et diffuse sur la cicatrisation des plaies. Du débat passionné entre M. Guérin et ses adversaires, il en a fait à peine mention. M. Piorry trouve que ces questions de priorité sont inutiles, ce que, pour notre part, nous n'admettons pas. Autant vaudrait condamner celui qui plaide pour se faire rendre des valeurs qui lui appartiennent légitimement ! comme si la propriété d'une découverte scientifique n'est pas plus précieuse et aussi légitime que toute autre. Que dirait M. Piorry, à qui voudrait revendiquer comme sienne sa célèbre nomenclature ? Mais vraiment, il ne risque rien à cet égard.

L'Académie a donc écouté ou non, je penche pour la deuxième hypothèse, le mélange de vérités, d'erreurs et surtout de néologismes que M. Piorry lui a débité. L'honorable professeur parlant des détails « *admirablement publiés* » par lui, se rend assez justice pour que nous n'ayons pas besoin de joindre au concert d'éloges l'appoint de notre humble voix. D'autre part, comme on se fatigue des meilleures choses, nos lecteurs en ont sans doute assez par avance, des drôleries de linguistique auxquelles les a habitués l'infatigable helléniste.

Après une réplique habile où M. Bouillaud a cherché à maintenir son dire sur l'identité parfaite entre la doctrine de Hunter et celle de M. Guérin, la discussion a été irrévocablement close.

Cette clôture a ramené le calme, mais n'a point fait cesser l'intérêt des séances de l'Académie, et plusieurs communications et rapports ont été lus, qui nous paraissent très-dignes d'attirer l'attention de nos lecteurs. Nous commencerons par le rapport de M. Blot.

Un saint, jusqu'ici fort inconnu, vient d'acquérir tout à coup une

notable célébrité : c'est saint Criard. On le vénère beaucoup dans le
Perche. A un jour donné de l'automne , quel que soit le temps et quel
que soit l'état de santé de l'enfant, toutes les nourrices apportent leurs
nourrissons devant l'image vénérée du saint. Hélas ! ces pauvres petits
enfants, ils n'ont que trop de motifs de l'invoquer à outrance par leur
larynx cruellement sonore , comme le disait naguère M. Trousseau. Des
faits épouvantables , des faits criminels ont été révélés récemment sur
le sort qui attend les malheureux enfants de la capitale (« *les petits
Parisiens* » comme on les appelle dans le Perche), que les parents
mettent en nourrice au-dehors. M. le Dr Brochard , dans un livre sur
la *Mortalité des nourrissons* en France , et M. Monot (de Montsau-
che) dans une communication faite à l'Académie de médecine, sur l'*Industrie des nourrices et la mortalité des enfants nouveau-nés* , ont,
aux yeux de notre civilisation. si fière d'elle-même , étalé une plaie
hideuse qui la ronge.

A la caractéristique par laquelle Brillat-Savarin distingue l'homme des
autres animaux, il faut ajouter cet important appoint : nourrir sans aimer
son nourrisson. Oh ! les animaux, quels bons exemples ils vous donne-
raient, à vous autres nourrices ! J'ai vu une chienne qui allaitait des petits
chats ; — certes, on ne pourrait invoquer ici une sympathie de race toute
spéciale.—Avec quelle tendre sollicitude elle surveillait ses nourrissons,
avec quel amour elle les couvait des yeux ! Mais, dans l'espèce humaine,
pour les nourrices mercenaires, que de fois il n'en est pas ainsi ! A ce
pauvre petit être qui vient chercher sa nourriture à leur mamelle, elles
vouent souvent une indifférence cynique, parfois une haine implacable.
Défaut de soins, défaut de nourriture, mauvais traitements, voilà ce
qu'elles donnent en compensation de la large rémunération qui leur est
payée. Que leur importe la santé, la vie du pauvre enfant, pourvu qu'elles
puissent, s'il meurt, aller chercher à Paris *de quoi* le remplacer. « Le
petit parisien crie, dit M. Brochard, ce n'est rien ; le *petit parisien*
meurt, ce n'est rien, à moins pourtant que les parents ne paient grassement. On a vu des nourrices, laissant des enfants à l'agonie, en venir
chercher d'autres à l'avance, pour ne pas perdre leur lait. » J'en ai trouvé
une, a dit M. Chevallier, qui avait pris chez elle sept enfants à la mamelle, et qui n'avait ni une goutte de lait ni une vache pour les nourrir !

Aussi le véhicule grossier qui apporte dans les campagne du Perche
le petit parisien se nomme un *purgatoire* ! Aussi des statistiques impi-

toyables accusent-elles une affreuse mortalité qui arrive jusqu'au chiffre effrayant de 42 p. °/₀ chez les nourrices des petits-bureaux.

Nous venons de nommer les *petits-bureaux*. Ce sont, on le sait, des entreprises particulières qui, peu à peu, sont parvenues à faire une concurrence sérieuse à la direction des nourrices relevant de l'***Administration hospitalière***, direction officiellement instituée, et à laquelle on a donné le nom de *grand-bureau*. Celui-ci a, paraît-il, ses imperfections, mais il veille cependant assez bien à la moralité, au choix, à la surveillance des nourrices qu'il patronne. Quant aux petits-bureaux, œuvre d'une vénalité parfois coupable, ils sont, d'ordinaire, le lieu de rendez-vous des nourrices véreuses.

Or, MM. Brochard et Monot s'accordent tous les deux pour demander la suppression des petits-bureaux. Le rapport très-consciencieux de M. Blot opine dans le même sens. L'Académie de médecine, et spécialement MM. Briquet, Chevallier, Larrey, Boudet, Robinet, etc., dont le cœur généreux s'est soulevé d'indignation, paraissait prête à demander les mesures les plus sévères pour couper court à de détestables abus : cependant on s'est calmé, on s'est dit qu'un vote *ab irato* aurait moins de portée qu'une résolution prise après une délibération calme et consciencieuse ; et on a renvoyé à une autre séance le choix du parti à prendre. Nous aurons donc à revenir sur la question.

Nous sommes prêt, sans contredit, à subordonner notre opinion personnelle à celle de gens plus autorisés ; cependant, nous ne pouvons nous dispenser de faire une courte observation.

Notre indignation n'a certes été inférieure à celle de personne, à la lecture des faits coupables signalés par MM. Brochard et Monot. Il y a des abus à corriger, des crimes même peut-être à réprimer ; mais faut-il pour cela uniquement se jeter dans les bras de l'État, et lui demander de prendre le monopole des nourrices comme il a celui des tabacs ? Ne pouvons-nous pas chercher à faire un peu nos affaires nous-mêmes. Devons-nous être réduits à demander que les gendarmes veillent pour assurer à nos enfants du bon lait, comme Sganarelle voulait qu'ils fussent chargés de veiller sur son honneur :

> C'est un vilain abus, et les gens de police
> Nous devraient bien régler une telle injustice !

Que le contrôle de l'État s'exerce plus efficacement, je le concède et je le demande; mais laissons aussi toute initiative aux efforts des particuliers; laissons les œuvres religieuses et philanthropiques libres dans leurs allures. Il existe, entre autres, une *Société protectrice de l'enfance*, due à la sollicitude de quelques cœurs généreux : que cette société se généralise. Et puis, dans ce tableau lugubre déroulé par MM. Brochard et Monot, est-ce aux nourrices seules que revient la faute? Que penser des mères qui abandonnent ainsi sans surveillance et sans souci «des petits Parisiens» aux cahots du *purgatoire*, et qui, malgré les voies ferrées qui suppriment les distances, ne trouvent pas quelques heures pour aller surprendre, ne fût-ce qu'une fois, le pauvre marmot voué à Saint Criard! Il serait horrible de penser que la mortalité accusée par la statistique entre dans les prévisions de certains ménages; mais n'y a-t-il point parfois des nonchalances presque aussi coupables que les actions préméditées, et l'infanticide *par omission* ne tombe-t-il pas sous le coup de la loi?

Les comptes-rendus des séances de l'Académie de médecine contiennent encore le résumé de deux communications : celle de M. Dolbeau sur les *Exostoses du sinus frontal*, et celle de M. Chauveau sur les *Conditions qui président au développement de la vaccine dite primitive.*

Voici d'abord le résumé du mémoire de M. Dolbeau :

La membrane de Schneider, celle qui tapisse les différents sinus annexés aux fosses nasales, peuvent devenir le siége d'exostoses qui sont indépendantes des os du crâne et de la face. On en a trouvé dans le sinus maxillaire, les fosses nasales, l'orbite, où elles provenaient des cellules ethmoïdales. La membrane qui revêt le sinus frontal ne fait pas exception, et elle devient parfois le siége d'exostoses; tels sont les cas d'Otto, de Roux, de Jobert de Lamballe, de Holmes-Scott, et de M. Dolbeau lui-même.

Toutes ces exostoses sont plus ou moins libres dans les cavités où elles ont pris naissance; elles peuvent s'enclaver plus tard dans les sinus, mais elles sont toujours indépendantes des os qui forment les parois de l'enceinte où elles sont comprises. On les enlève facilement quand on leur ouvre une voie de sortie suffisante; il est inutile et dangereux de les attaquer directement, soit avec la gouge, soit avec le trépan. Tous les instruments s'émoussent sur un tissu trop dur. Il faut donc, de bonne heure et avant que le nouvel os ait pris un grand dé-

veloppement, ouvrir largement la cavité qui le contient. Il suffit alors
d'ébranler en masse la tumeur, pour l'énucléer assez facilement.

Les faits exposés par M. Dolbeau nous paraissent présenter, tant au
point de vue théorique qu'au point de vue pratique, un intérêt réel. Si
nous avions une restriction à faire à nos éloges, ce serait le reproche de
ne pas avoir suffisamment tenu compte des observations publiées par les
auteurs modernes. M. Dolbeau cite surtout quelques médecins étrangers, mais il ne fait pas mention d'un remarquable mémoire publié en
1834, par l'honorable bibliothécaire de la Faculté de médecine de Montpellier, M. Kühnholtz-Lordat, sur la *Diathèse osseuse.* M. Kühnholtz-
Lordat a rapporté des exemples très-curieux de tumeurs osseuses semblables à celles qui ont été signalées par M. Dolbeau et a présenté sur
ces lésions des considérations fort intéressantes.

Nous fîmes grande fête l'année dernière à une communication académique de M. Chauveau (de Lyon) où la non-identité de la vaccine et de
la variole était prouvée par des expériences concluantes. Encouragé par
son succès, l'habile vétérinaire a continué le cours de ses expérimentations sur les animaux, et de ses inoculations de virus-vaccin. Si
les nouvelles conclusions qu'il a apportées cette année n'ont point tout
l'intérêt de celles de l'année dernière, elles n'en sont pas moins faites
avec talent et dignes d'être relatées ici. Nous allons donc résumer ce
qu'elles ont de saillant :

La vaccine artificielle, résultat de l'inoculation sur le cheval, se présente sous deux formes: 1° la forme locale; 2° la forme générale.

La *forme locale* est celle qui provient de l'insertion du virus à la surface du derme ; c'est la plus commune.

La *forme générale,* qui se confond dans ses manifestations avec la
vaccine spontanée, se réalise quand le virus entre dans l'économie sans
passer par la peau, et qu'il pénètre dans le sang, par exemple, au moyen
d'injections pratiquées dans les lymphatiques et les vaisseaux. La quantité du virus injecté n'agit pas sur le développement de la vaccine générale, pas plus que la source de ce virus (cheval, vache, homme), ni
que le sexe du sujet soumis à l'expérience. L'âge, au contraire, exerce
sur ce développement une notable influence.

La germination sur place du vaccin, dans le cas d'inoculation cutanée, n'implique pas le défaut d'absorption générale du virus. Malgré son

affinité spéciale pour la peau, il pénètre dans le torrent circulatoire ; et s'il ne produit pas en même temps que l'éruption locale une éruption générale, c'est probablement parce que, au moment où cette éruption générale pourrait se développer (huitième jour au plus tôt), la peau, en raison de l'immunité créée dès le cinquième jour par le travail local de la vaccination, n'est plus apte à la pustulation vaccinale.

Les effets de l'inoculation dans les vaisseaux étant identiques aux phénomènes qui se manifestent dans la vaccine dite spontanée, il est probable que celle-ci est due à la prolifération de particules vaccinales voltigeant dans l'air. La spontanéité possible de la vaccine ne repose donc plus sur des preuves scientifiques suffisantes.

Enfin, les éléments virulents auxquels est due la vaccine ne sont point des êtres réels, protozoaires ou protophytes. Mais, comme le pense M. Robin, l'action virulente s'explique par une sorte de *catalyse animale*.

Tels sont les points principaux de la communication de M. Chauveau, et nous ne pouvons que réitérer des éloges dus à des expériences bien conçues et bien faites, et dignes, par conséquent, du passé scientifique de notre distingué confrère. S'ensuit-il que nous acceptons toutes ses conclusions ? Bien loin de là, plusieurs d'entre elles nous semblent fort discutables; ainsi :

1º Comme l'a fait observer M. Leblanc, rien ne démontre dans les expériences de M. Chauveau l'assertion émise par le savant vétérinaire lyonnais de la non-possibilité de l'apparition spontanée de la vaccine. Quand la vaccine, comme la rage, comme d'ailleurs toutes les maladies virulentes, se manifeste chez un animal, alors qu'on n'a pas observé de cas semblables depuis longtemps à quarante lieues à la ronde, l'idée de la spontanéité morbide paraît de beaucoup la plus probable. Ce point de doctrine, nous le disions au commencement de notre chronique, n'aurait contre lui qu'un seul argument décisif : ce serait la démonstration que les maladies virulentes sont dues à de véritables fermentations.

2º Quoi qu'en disent les faits rapportés par M. Chauveau, il en existe d'autres contradictoires, dans lesquels la vaccine est devenue générale, après avoir été le résultat d'une inoculation à la peau. Nous sommes heureux d'être sur ce point de l'avis de l'honorable M. Depaul, ce qui ne nous arrive pas souvent quand il s'agit de la question de la vaccine, sur laquelle le savant professeur a émis une série d'idées, à nos yeux un peu téméraires.

3° M. Chauveau propose une explication bien singulière de ce fait, que la vaccine inoculée en certains points de la peau ne se répand pas, d'ordinaire, dans les autres. « C'est probablement, dit-il, parce que, au moment où l'éruption générale pourrait se développer, la peau, en raison de l'immunité créée dès le cinquième jour par le travail *local* de la vaccination, n'est plus apte à la pustulation vaccinale. » Reste à expliquer, ce qui me paraît passablement ardu, comment un travail *local* peut créer une immunité générale ; comment, par exemple, le travail *local* qui se fait au bras peut influencer l'état de la peau de la cuisse ou du ventre.

4° Nous sommes loin de considérer comme démontré que le virus soit dû à l'action de ferments animaux ou végétaux ; mais franchement une pareille hypothèse est plus sérieuse que celle de M. Robin, adoptée par M. Chauveau. Que signifie cette *catalyse animale* dont il est question ici ? Cela revient à dire que le virus, dont la composition est inconnue, agit dans le sang par une action tout aussi inconnue. N'est-ce point là se payer de mots, et la *catalyse animale* ne fait-elle pas le digne pendant de la fameuse *vertu dormitive* de l'opium !

S'il fallait parler, dans notre chronique, de toutes les lettres, de toutes les notes et de toutes les communications orales qui viennent retentir à cette tribune de l'*Académie des sciences*, où tous peuvent monter sans courir d'autres dangers que d'encourir parfois le ridicule qu'ils s'infligent à eux-mêmes, nous n'en finirions pas. Fort heureusement, la plupart de ces travaux n'intéressent pas les médecins et quelques-uns n'intéressent personne. Pratiquons donc aujourd'hui, comme toujours, la méthode de sélection, si fort en vogue chez les entraîneurs.

En première ligne, nous placerons ce mois-ci la communication de M. Donné.

Quoique nous soyons fermement convaincu de l'erreur des hétérogénistes et que nous regardions comme une vérité irréfutable l'assertion que tout être vivant provient d'un être semblable à lui, nous n'en laissons pas moins volontiers la parole à nos adversaires, lorsque — ce qui arrive trop rarement — ils se présentent avec le caractère d'observateurs consciencieux, et que leurs expériences sont conçues avec intelligence et exécutées avec soin. Tel est, à nos yeux, le cachet de celles de M. Donné. Ce n'est certainement pas sans un vif regret que nous avons vu un homme de cette valeur quitter notre camp pour gagner celui de l'hétérogénie et, après avoir fait des expériences remarquables en faveur des doctrines auxquelles nous nous sommes rallié, se croire obligé, par l'évidence des faits, à modifier sa première opinion et à soutenir la thèse contraire ; mais quel que soit notre regret, il nous faut commencer par rendre justice à la loyauté d'un savant qui préfère désavouer ce qu'il considère comme une erreur que de se targuer d'infaillibilité, malgré le témoignage de sa conscience.

Nos lecteurs se rappellent que l'habile micrographe dont il est question en ce moment avait eu naguère une idée, à notre sens très-ingénieuse. Les œufs, s'était-il dit, contiennent une chambre à air. Il suffit donc de mettre cet air au contact de la substance de l'œuf, pour que les moisissures s'y produisent, si elles peuvent se développer à l'abri des germes répandus par myriades dans l'air que nous respirons. Or, l'expérience démontre que dans les œufs ainsi traités, il se fait une décomposition chimique, mais qu'aucune moisissure n'apparaît.

Cette expérience fit sensation dans le monde savant, et nous crûmes, pour notre part, devoir applaudir ici à ce nouveau témoignage des faits contre l'hétérogénie. Mais voilà qu'aujourd'hui M. Donné se critique sévèrement lui-même. «Cette petite quantité d'air renfermée dans l'œuf, dit-il, et non renouvelée, n'était peut-être pas suffisante pour déterminer le grand phénomène d'une génération spontanée..... Dans les œufs dont la coquille est intacte, non-seulement la petite quantité d'air qu'ils renferment ne se renouvelle pas, ne circule pas, mais cet air s'altère à mesure que la matière de l'œuf se putréfie, l'oxygène est absorbé, il entre dans des combinaisons nouvelles, et cet air devient ainsi impropre à la vie. »

M. Donné, pour trouver des circonstances plus probantes, conçoit alors une autre expérience : « M. Pasteur nous a appris, continue-t-il, qu'on peut dépouiller l'air de tous les corps les plus ténus qu'il tient en suspens, en les tamisant à travers des tampons de coton cardé.»

« Des œufs sont lavés avec soin, bien essuyés, et aussitôt enveloppés d'une *épaisse* couche de coton cardé, *sortant* d'une étuve chauffée à 150°. Le coton est bien collé tout autour de l'œuf, afin qu'il ne se déplace pas. Un stylet fin préalablement rougi au feu, afin de détruire les germes qui pourraient y adhérer, est introduit obliquement sous le coton, et le sommet de l'œuf est percé d'un trou. Tous les œufs ainsi préparés sont rangés dans une terrine remplie de cendres retirées chaudes du foyer.

» Au bout d'un mois on trouve, à la surface de la matière de ces œufs, des plaques de moisissures, un velouté tantôt blanc, tantôt gris, tantôt jaune ou verdâtre; ce velouté se résout, à un grossissement de trois cents fois, en filaments organisés et en beaux globules. »

S'il n'y a pas d'animalcules vivants, c'est que la matière de l'œuf ne peut pas en produire sans eau. Mais quand on verse dans l'œuf moisi de l'eau bouillante, quoiqu'on recouvre aussitôt l'ouverture avec un tampon de coton ou un verre de montre, le lendemain ou le surlendemain au plus tard la matière fourmille de vibrions.

On peut pousser les précautions plus loin encore, et au lieu d'abandonner les œufs à eux-mêmes à l'état cru, les faire cuire et durcir, puis les envelopper de coton et opérer comme dans le cas précédent. Après ces précautions, les témoignages de l'expérience sont les mêmes: on voit survenir des moisissures. On observe aussi des vibrions lorsque de l'eau a été ajoutée avec les précautions indiquées ci-dessus.

M. Donné termine par les conclusions suivantes :

« En résumé, on produit à volonté des végétations microscopiques dans la matière organique pure, abandonnée à elle-même, à l'abri de l'intervention des germes étrangers.

» L'eau est nécessaire au développement des animalcules infusoires.

» L'air est indispensable à la génération spontanée des êtres vivants de l'un et l'autre règne.

» Enfin, la température d'au moins 30 degrés est le plus favorable à ces productions. »

Il est impossible de contester tout ce qu'a d'ingénieux et d'habile une telle manière de procéder. C'est précisément parce que ces expériences, venues d'un observateur haut placé, paraissent menacer sérieusement une vérité à laquelle nous sommes fermement attaché, que nous nous permettrons de les critiquer avec une liberté entière.

Nous commençons par rappeler l'objection qui a été formulée par M. Pasteur dans les *Comptes-rendus :*

« Les causes d'erreur sont multiples ; je n'en signalerai qu'une. Du coton sort d'une étuve à 150ᶜ, et il est appliqué sur l'œuf. Mais, quand l'opérateur l'applique et le colle à la surface de l'œuf, toute la manipulation est faite à la température ordinaire et au libre contact de l'air. Les poussières en suspension dans cet air, celles de la surface de l'œuf, celles des mains de l'opérateur qui les éloigne, quelle précaution est prise pour supprimer la vitalité des germes qu'elles peuvent renfermer? »

Nous nous permettrons maintenant de soumettre quelques autres réflexions à l'esprit si judicieux et si bienveillant de M. Donné.

Le coton cardé « sort », dit-il, de l'étuve à 150°; mais combien de temps y est-il resté? Cette question est importante, car la couche de coton est « épaisse », le coton en rame est un corps mauvais conducteur de la chaleur, et un nombre considérable de germes peuvent être emprisonnés dans les mailles du coton, et ne pas y être détruits si l'action d'une haute température n'est pas longtemps continuée. Or, qu'est-ce qui empêche, pendant la longue durée de l'expérience, les germes voisins de la surface du coton appliquée sur l'œuf, d'être entraînés par l'air qui se tamise à travers les mailles du coton, et de pénétrer jusque dans l'œuf. On chauffe facilement un petit morceau de coton qui est destiné à entrer dans un tube; on élève beaucoup plus difficilement à une haute température une *épaisse* masse, semblable à celle qui a été employée par M. Donné.

Et d'ailleurs, en supposant que toutes les précautions les plus minutieuses soient prises, on pourrait tirer des expériences de M. Donné une autre conclusion que la sienne : ce serait celle qu'en tamisant l'air, le coton ne le délivre pas de tous les germes charriés par lui. Les expériences de M. Pasteur perdraient alors toute leur valeur, celles de M. Béchamp demeureraient intactes.

Quant à la présence des vibrions dans l'œuf, alors qu'on y ajoute de l'eau bouillante, nous ferons remarquer que pour verser l'eau bouillante, il faut momentanément découvrir le trou de l'œuf, et le laisser un instant au contact de l'air; à ce moment, qu'est-ce qui empêche les germes de l'air d'arriver jusqu'à la matière organique?

S'il ne s'agissait que d'un petit point de détail, nous aurions rapporté la communication de M. Donné sans aucun commentaire. Mais, comme il s'agit au contraire d'une question capitale, comme l'autorité scientifique de l'expérimentateur augmente beaucoup le poids de son opinion, comme enfin ses expériences sont très-ingénieuses, nous avons cru pouvoir nous permettre de plaider pour une cause qui a certainement des défenseurs bien plus autorisés que nous, mais qui n'en a pas de plus convaincus.

Puisque nous venons d'envisager l'une des questions, si multiples aujourd'hui, qui ont trait à la génération des infusoires et des ferments, nous en arrivons tout naturellement aux nouvelles et importantes recherches de M. Béchamp sur la maladie des vers à soie, et le parasite qui en est la cause.

Le professeur de Montpellier a récemment envoyé, à ce sujet, deux notes à l'Académie des sciences : la première a été insérée au compte-rendu de la séance du 15 août ; la seconde, expédiée de Montpellier de manière à arriver pour la séance du 20 août, n'a paru que dans les Comptes-rendus du 27 août, conjointement avec une communication de M. Balbiani qui ne fait que la confirmer. Ce qui établit, d'ailleurs, la priorité de M. Béchamp d'une manière indiscutable, c'est qu'avant les deux dates que nous venons de rappeler, il avait fait part de sa découverte à la Société d'agriculture de l'Hérault. Celle-ci l'avait écoutée avec le plus vif intérêt.

Les auteurs qui s'étaient occupés, avant M. Béchamp, de la grave question de la maladie des vers à soie, avaient observé que les vers malades et leurs œufs contiennent de petits corpuscules de forme ellipsoïdale, animés d'un balancement qui leur avait fait donner le nom de *corpuscules vibrants*. Pour découvrir ces corpuscules, M. Cornalia écrasait les œufs et les délayait dans un peu d'eau ; d'autres opéraient sur les vers malades, et y découvraient les mêmes corpuscules. Tout le monde, au moment des travaux du chimiste de Montpellier, malgré l'opinion contraire de Lebert, regardait les corpuscules comme des productions pathologiques. M. Pasteur, dans deux mémoires publiés depuis un an, avait affirmé qu'ils ne sont point des parasites, mais des productions analogues aux globules du pus et à ceux du sang, ou aux cellules, soit du cancer, soit du tubercule.

Or, dès 1865, avant même que M. Pasteur eût rien publié sur ce point, M. Béchamp avait affirmé la nature parasitaire de la nouvelle maladie, et tenté de donner des preuves de son assertion.

Si la maladie est parasitaire, s'était-il dit, elle a dû être provoquée par des causes diverses, dont l'une est permanente comme celle de toutes les fermentations déterminées par les organismes microscopiques de nature végétale que l'on appelle ferments. En ce cas, l'affection doit envahir le ver par l'extérieur, et les œufs eux-mêmes sont porteurs de corpuscules sur leur surface. Tel est l'objet de la première note publiée par le savant chimiste. Il y démontre, à l'aide de recherches faites de concert avec M. le Ricque de Monchy, qu'il suffit de laver les œufs et l'intérieur des chenilles à tous les âges, pour découvrir dans l'eau de lavage les corpuscules eux-mêmes. Après un lavage complet, on peut ne plus trouver, dans les œufs et les chenilles, de corpuscules. En tous les cas, on en découvre d'autant moins que l'on a mieux lavé.

Puisque l'on rencontre le plus souvent des corpuscules sur le corps des chenilles, et qu'on peut souvent ne pas en trouver dans les tissus profonds des chenilles les plus gravement atteintes de pébrine, ou sur leurs œufs après le lavage, M. Béchamp a admis que le mal atteignait le ver par le dehors, et que les corpuscules dits de Cornalia étaient des parasites. Enfin, dans la même note, notre auteur disait avoir examiné une chenille du *Grand Paon*, qui était porteuse de taches noires comme celles de la pébrine. Cette chenille lavée laissa voir une autre espèce de corpuscules assez semblables à ceux de Cornalia, pour la forme, quoique plus grandes et non mobiles.

La seconde note de M. Béchamp avait pour objet l'étude des corpuscules eux-mêmes. Pour démontrer qu'ils ne sont pas une production pathologique analogue aux globules du pus, mais des productions végétales, l'habile expérimentateur prouve :

1° Que le corpuscule vibrant est un ferment, qu'il agit sur la dissolution créosotée du sucre de canne, l'acidifie, et le transforme en glucose ;

2° Qu'il résiste à la putréfaction ;

3° Qu'il est insoluble dans l'eau et la potasse caustique. Ce dernier point a été confirmé par M. Balbiani.

Ainsi, en somme, les corpuscules attaquent le ver par l'extérieur ; ils sont de nature végétale, ils sont des ferments, ils sont donc des parasites. L'étiologie étant connue, le diagnostic étant posé, le traitement peut facilement se découvrir.

Nous n'avons pas besoin d'insister pour démontrer la haute importance de la découverte de M. Béchamp. En réfutant de fâcheuses erreurs abritées sous une autorité aussi reconnue que celle de M. Pasteur, en éclairant l'histoire d'une maladie qui a déjà causé tant de pertes dans certaines contrées du Midi, et surtout, comme on le verra plus tard, en donnant le moyen de la prévenir, le savant chimiste de Montpellier a acquis des droits impérissables à la reconnaissance des pays séricicoles, et ajouté à ses titres scientifiques, déjà si nombreux, un appoint vraiment considérable.

M. Philippeaux (de Lyon) continue le cours de ses expériences sur la rate. Après s'être efforcé de démontrer, l'année dernière, la possibilité de la régénération de cet organe, notre distingué confrère s'est demandé ce qu'il adviendrait des rates qu'il avait enlevées, s'il les replaçait dans la cavité abdominale, en fermant la plaie de celle-ci par des points de suture. Or, sur des animaux ainsi opérés on trouve, quelques mois après, la rate greffée sur des points variés du péritoine et reliée avec le mésentère par de petits vaisseaux partant du hile de l'organe splénique. Celui-ci, en ces cas, conserve sa structure, mais peut changer de forme. Lorsque la greffe échoue, tantôt la rate se résorbe tout entière, tantôt elle subit la fonte purulente. Voici, en somme, la conclusion de M. Philippeaux : — La rate extirpée sur de jeunes mammifères et replacée immédiatement dans la cavité abdominale, peut s'y greffer, continuer à vivre et à s'y développer.

Nous ne voyons pas, pour notre part, quelle conséquence physiologique ou pathologique on tirera des tentatives de M. Philippeaux. Il s'agit ici, après tout, de rates et de péritoines de surmulots, et il est assez probable que les rates et péritoines humains seraient infiniment moins tolérants et moins disposés à la greffe. Mais ce sont là des expériences bizarres et curieuses, et tout fait authentique est certainement bon à enregistrer.

J'attache certainement moins d'importance à la note envoyée par M. Melsens. Il résulte, dit ce dernier, de mes expériences que : « deux sels sans action mutuelle peuvent être donnés isolément à des animaux, et les conditions physiologiques de la vie ne sont pas modifiées ; le même animal peut les prendre l'un et l'autre pendant longtemps, sa santé n'en paraît pas altérée ; leur mélange tue les animaux parfois rapidement. » Cette conclusion fort diffuse se tire d'une seule série d'expériences. L'auteur a administré à des chiens les éléments de l'iodate de potasse, c'est-à-dire un mélange d'équivalents égaux de chlorate de potasse et d'iodure de potassium. Les chiens n'ont pas tardé à dépérir et sont morts parfois très-rapidement.

A quoi attribuer cette mort? Une combinaison insolite se produit-elle dans l'estomac? M. Melsens ne nous le dit pas. S'il se fait de l'iodate de potasse, et que ce sel soit vénéneux pour le chien, quel intérêt ont de telles expériences? Certes, on ne doit pas assimiler l'estomac à une cornue; mais ce serait une prétention absurde que de soutenir que les réactions chimiques possibles entre les différents corps contenus dans le viscère, ne peuvent pas s'y effectuer.

Puisque, pour apprécier les expériences de M. Melsens, il faut être en veine d'indulgence, je ne vois pas pourquoi je n'accorderais pas à M. Beullard le mérite, réclamé par lui, d'avoir trouvé le meilleur des désinfectants et des antiseptiques dans le *chardon à foulon (Dipsacus sylvestris)*. Ce chardon lui sert, dit-il, de la manière la plus heureuse, contre la gangrène qui vient compliquer les plaies contuses et par armes à feu. Les effets de ce médicament sont tels, d'après M. Beullard, qu'il distance de bien loin le quinquina et le camphre! Nous serions donc bien coupable de ne pas donner la manière de procéder de notre estimable confrère.

A l'aide du bistouri ou des ciseaux courbes, écrit-il, j'enlève le plus possible les tissus mortifiés, mais en évitant d'arriver jusqu'au vif. Je lotionne la plaie avec de l'eau chlorurée au dixième, puis je la remplis de feuilles vertes de chardon à foulon hachées très-fin, et de manière que tous les points soient bien en contact avec le médicament. Je recouvre d'une compresse, et le tout est maintenu avec quelques tours de bande; sous l'influence de ce topique, en vingt-quatre ou quarante-huit heures, *quelquefois plus*, la plaie gangréneuse est ramenée à l'état de plaie simple, la couleur noire a disparu, une suppuration de bonne nature s'est établie, et les bourgeons charnus commencent à pousser.

A côté du succès des feuilles du chardon contre la gangrène, pourquoi ne placerions-nous pas celui des feuilles de lilas contre l'ophthalmie en général, qui nous était affirmée tout récemment avec une grande conviction par l'une de nos malades? C'est un retour au temps des *simples* et les premières assises d'une grande *chirurgie végétale*, qui désertera les pharmacies et les couteliers, pour aller chercher ses moyens au milieu des verts ombrages.

3

Nous sommes loin de nier le succès de M. Beullard, mais nous ne voyons aucun motif d'attribuer aux feuilles du chardon à foulon une vertu héroïque. C'est un topique excitant, comme il y en a mille autres, et nous aurions de la peine à le préférer à l'alcool, par exemple, dont les effets substitutifs et cicatrisants sont parfois merveilleux.

Nous venons de consacrer à la science pure d'assez longues pages de cette chronique, pour qu'il nous soit permis, en terminant, de nous occuper d'une question historique qui touche à un point intéressant du passé de notre art. Les sanglantes luttes dont la Bohême et la Moravie ont récemment été le théâtre, comme toutes les grandes guerres qui ont, dans les derniers siècles, transformé et désolé l'Europe, ont montré toute l'importance qu'offre non-seulement au point de vue de l'humanité, mais encore sous le rapport stratégique, l'organisation et le perfectionnement du service de santé des armées. Les bonnes conditions des ambulances et des hôpitaux nous apparaissent, depuis le premier Empire, l'un des premiers et des plus utiles soucis des généraux et des gouvernements. Il semble, en conséquence, que chez tous les peuples qui se sont illustrés par la gloire des armes et l'éclat des conquêtes, nous devions signaler une organisation spéciale médico-militaire digne d'une sérieuse analyse et d'une étude approfondie. Par une singularité des plus inexplicables et des plus choquantes, le peuple qui, dans l'histoire, a joué un rôle militaire et conquérant vraiment incomparable, les Romains, paraissaient jusqu'à ce jour n'avoir laissé aucune trace historique notable de leur service de santé militaire.

Cette lacune si regrettable vient enfin d'être comblée par un livre rempli de faits et d'observations, et où la critique la plus fine, l'analyse la plus rigoureuse, s'unissent à une érudition profonde et variée. Les ouvrages qui avaient paru jusqu'alors sur ce chapitre, un mémoire du Dr Simpson, en Angleterre, une remarquable mais incomplète étude de M. Aubertin, professeur à la Faculté de Dijon, en France ; les travaux spéciaux de Baldinger, de Kühn, de Zimmermann, en Allemagne, laissaient encore la plupart des questions indécises, pour ne pas dire complètement obscures. Il n'est plus désormais douteux, quand on a parcouru le livre de M. René Briau, que l'organisation du service militaire ne soit, chez les Romains, contemporaine de l'institution définitive d'une armée permanente, c'est-à-dire de l'origine de l'empire. Les hôpitaux militaires

(*Valetudinaria*) possédaient une administration régulière, des médecins, des adjudants (*Optiones*), des infirmiers, sous les premières familles d'empereurs. On peut aller plus loin quand il s'agit du service de santé des troupes en garnison active, et affirmer avec une probabilité bien voisine de la certitude, que c'est Auguste lui-même qui, en organisant les cohortes des *Vigiles*, attacha à ce corps des médecins spéciaux. Des inscriptions nombreuses que M. Briau interprète avec autant de circonspection que de pénétrante sagacité, prouvent surabondamment que les prétoriens, les cohortes urbaines et les *Equites singulares* avaient aussi leurs médecins, qui, comme ceux des *Vigiles*, figuraient parmi les *Principales*, c'est-à-dire immédiatement après les chefs de corps et les officiers, sur le rang des sous-officiers du premier ordre. Il n'est pas jusqu'au service de santé de la marine militaire, sur lequel un des chapitres de M. Briau ne fournisse de précieuses indications.

S'il était permis à un profane en archéologie, d'ajouter à son sincère témoignage d'approbation et d'éloge pour des recherches aussi patientes et aussi habiles, l'expression circonspecte d'un regret peut-être mal justifié, je serais tenté de reprocher au savant auteur l'excessive réserve avec laquelle il s'est abstenu de recourir aux écrivains de la dernière période de l'histoire romaine, aux auteurs byzantins, par exemple. De pareils documents ne peuvent offrir, il est vrai, l'autorité des témoignages épigraphiques ou des auteurs contemporains; mais que d'antiques institutions et de vieilles habitudes ont dû se maintenir, en dépit des temps et des révolutions, dans cet empire greco-latin qui gardait obstinément les formes sinon le fond des César et des Auguste ! On n'en doit pas moins féliciter, à un autre point de vue, M. Briau d'avoir mis un soin scrupuleux à rejeter tous les documents qui ne lui paraissaient pas offrir les conditions requises d'exactitude et d'authenticité. Il échappe ainsi d'avance aux attaques de l'érudition allemande qui, en dépit des égarements et des illusions auxquels elle est elle-même si souvent portée, se croit toujours en droit de reprocher aux ouvrages d'outre-Rhin leur grâce légère et leur facile complaisance. Aux yeux de la plus sévère critique, le livre du savant bibliothécaire honore à la fois la littérature médicale et l'archéologie française.

G. Pécholier.

NOVEMBRE

L'événement médical important du mois, c'est l'accueil fait par le ministre de l'Instruction publique au projet de M. Fonssagrives. Il n'appartenait à personne plus qu'au professeur d'hygiène de notre Faculté, de populariser l'enseignement de l'hygiène par des conférences s'adressant tour à tour au public de nos grandes villes du Midi, à leurs Lycées, à leurs Écoles normales primaires. Une qualité rare et précieuse à la fois semble devoir être exigée tout d'abord des hommes généreux et hardis qui prennent ainsi l'initiative de la vulgarisation d'un enseignement jusqu'alors relégué dans de grands établissements spéciaux. L'éloquent professeur chez qui, comme le dit si bien le *Progrès de Lyon,* « de hautes aptitudes scientifiques et littéraires s'unissent pour se féconder réciproquement », semblait destiné d'avance pour rédiger ce manuel élémentaire « d'*une doctrine sûre, d'une rédaction claire et précise* » (ce sont les expressions du Ministre lui-même), qui doit servir de base et de point de départ à la tentative que **M. Duruy** a su apprécier à sa haute et légitime valeur. Le véritable apostolat scientifique inauguré par notre savant confrère sera tout à la fois un nouveau lustre pour la Faculté à laquelle il appartient, la source de connaissances utiles pour de nombreux auditeurs, et un exemple incomparablement fécond, nous n'en doutons pas, pour tous les hommes généreux du corps médical qui voudront s'élancer sur ses traces et participer à une œuvre dont les résultats ne peuvent tromper nos espérances.

L'importance d'une tentative aussi sérieuse contraste étrangement avec la torpeur que présente au chroniqueur le mouvement scientifique du mois écoulé. Les distractions et le repos des vacances font le vide dans les grandes assemblées qui constituent comme les parlements de la science, et le silence des journaux qui servent de moniteur et de tribune aux expériences et aux idées nouvelles.

Comme la cigale de la Fable, l'Académie de médecine, qui avait si bien, non point chanté, mais parlé tout l'été, « s'est trouvée fort dépourvue ». Quelques communications éparses et rares, voilà son bilan. Point de discussion. Les orateurs ont chômé. **M. J. Guérin** lui-même, ce lutteur jusque-là infatigable, était peut-être fatigué. Les nourrices, cet odieuses mercenaires signalées à la vindicte publique par **MM. Brochard et Monot**, stigmatisées par **M. Blot**, condamnées par le cri d'indignation de toute l'Académie, ont été à peu près oubliées... On les a, momentanément du moins, laissé vivre tranquilles dans leur industrie insalubre, et ce n'est que dans les derniers jours du mois que s'est ouverte, par un discours intéressant de l'honorable **M. Boudet**, une discussion longtemps attendue, et qui promet de défrayer largement notre prochaine chronique. Il a fallu que l'habile et éloquent secrétaire perpétuel, **M. Dubois** (d'Amiens), vienne au secours de son Académie, pour chercher à contenter les exigences du procès-verbal. **M. Dubois** a donc, sinon lu de sa bouche, du moins fait lire par son succédané, **M. Béclard**, qui sait mettre son remarquable talent de diction au service de la prose d'autrui aussi bien qu'au service de la sienne propre, quelques pages charmantes de style et pleines de curieux détails, où il a mis deux grandes célébrités médicales du dernier siècle, Louis et Vicq-d'Azyr aux prises en quelque sorte avec la révolution française.

Comme tout ce qui se rattache à cette grande et terrible époque est marqué d'un palpitant intérêt, il était curieux de savoir la part plus ou moins considérable que ces deux hommes, si divers de caractère, prirent aux événements dont ils furent témoins.

Être savant, c'est beaucoup ; être savant et bien dire, c'est encore mieux. Nous applaudissons de grand cœur aux adeptes de la science qui peuvent mettre une véritable éloquence au service de leurs idées. Mais pour ceux qui n'ont à leur disposition que de misérables lieux communs, et qui ne s'emparent de leur public qu'en flattant les idées dominantes et les préjugés du moment, nous les tenons en médiocre estime. Prendre une voix faussement émue et redondante, pour débiter quelques sophismes caressés par l'opinion publique, c'est d'un très-petit grand homme, et tel fut, paraît-il, Vicq-d'Azyr. J'aime beaucoup mieux l'austére et froide figure de Louis, peu soucieuse de l'enthousiasme des chauvins et préoccupée uniquement des progrès et des *desiderata* de la science. Et cependant, à ce dernier aussi j'adresserai un grave reproche. Il paraît, d'après les preuves authentiques fournies par M. Dubois, avoir, sinon inventé la guillotine, du moins fortement collaboré à sa vulgarisation, et, franchement, ce n'est pas pour lui un titre de gloire. Que nous autres médecins, élevés par les froides réalités de notre science au-dessus des mille préjugés sociaux, nous n'allions pas sans cesse, comme Don Quichotte, guerroyer pour les combattre, et que fréquemment nous nous nous contentions en nous-mêmes de hausser les épaules, je le conçois ; mais cette tolérance, philosophique et sage après tout, ne doit pas nous empêcher de parler et de remplir les devoirs de notre conscience, lorsque l'heure est venue. Que si un *comité de législation* quelconque, jaloux de révolutionner le gibet, ainsi que toute chose, m'eût demandé, comme il demanda à Louis, un parallèle entre la potence et la guillotine, j'eusse répondu par un réquisitoire aussi ardent que possible contre la peine de mort. Ce n'est pas un progrès dans l'instrument de supplice, mais un progrès contre la barbarie qu'il fallait instamment réclamer. Et qui sait de quel poids les doucereuses et hypocrites sollicitudes de la guillotine pour le pauvre patient n'ont point pesé, pour justifier aux yeux des esprits faibles et indécis de l'époque l'effroyable quantité d'assassinats juridiques qui ensanglantèrent quelques terribles années !

Un dernier mot : malgré le sérieux talent de M. Dubois, malgré le vif intérêt de son récit, nous avons lu qu'on avait reproché à l'honorable secrétaire perpétuel d'avoir entretenu l'Académie de détails trop complaisants à propos de la triste machine. Nous nous associons volontiers à une telle manière de voir. A ce moment de notre siècle, l'églogue n'est pas en grande faveur dans l'opinion publique et le genre bucolique semble fade. Le *Lac* de Lamartine nous laisserait fort indifférents ; il faut, pour nos palais blasés, des épices plus relevées ; il nous faut les malsaines émotions des bagnes et de l'échafaud. Là où il n'y a plus de crimes horribles, il n'y a plus d'intérêt. Assassins de l'Inde ou assassins de Paris, peu nous importe ; mais le sang doit couler devant nous, et le sublime du genre, c'est l'inventaire détaillé et la reproduction par la gravure de tous les instruments de supplice du monde civilisé et du monde sauvage. Franchement, il serait bon qu'une pareille littérature n'eût pas des échos jusque dans les académies. Pour moi, la guillotine me fait horreur, et l'horreur rejaillit involontairement quelque peu sur ceux qui l'ont inventée ou propagée, alors même que leurs intentions fussent, nous n'en doutons pas, les plus pures du monde !

Revenons à la science. Notre honorable et très-savant confrère le Dr Boudin, a publié récemment, dans la *Gazette médicale de Paris*, plusieurs feuilletons qui décèlent dans leur auteur, ou un désir d'amusement quelque peu frivole, ou une aberration singulière de l'esprit. Il s'agit des amours de l'homme avec les animaux, et des produits monstrueux qui en auraient été la conséquence. C'est là ce que M. Boudin nomme l'*hybridité humaine*. Loin d'en repousser d'une manière absolue la possibilité, l'estimable et fécond écrivain est tout disposé à l'accepter et à la démontrer par le témoignage des autorités les plus suspectes. S'il n'est pas tout à fait affirmatif, il est encore moins sceptique. «Nous n'hésitons pas à déclarer, dit-il, que ce serait aller à la fois trop vite et trop loin, que d'affirmer l'impossibilité de l'*hybridité humaine*. Là, nous croyons le doute très-admissible et très-légitime en présence de la faiblesse des opposants !» Ainsi donc, le centaure Chiron a peut-être vu le jour ; M. Boudin nous apportera quelque jour son acte de naissance !

Je pardonne déjà assez difficilement à M. Boudin l'énumération un peu complaisante des animaux, hélas ! trop nombreux, auxquels, aux diverses époques, des hommes et des femmes dégradés sont venus demander l'excitation de leur nerfs honteux et de coupables actions réflexes. —C'est là de l'histoire, nous dira-t-on.—C'est possible, mais c'est celle des aberrations de l'humanité, et ne devrions-nous pas, comme les bons fils de Noé, jeter le manteau sur l'obscénité de nos pères? N'est-il pas révoltant pour le cœur humain de voir, entre autres, dans cette sorte de tableau en partie double, où le nom de l'homme se trouve honteusement accolé à celui de plus de vingt animaux différents, le grand orateur de la révolution française placé vis-à-vis de l'oie ou de la dinde!

Mais ce que, au nom de la science, je pardonnerais bien moins encore à M. Boudin, s'il avait écrit sérieusement, c'est d'avoir cru à la fécondité possible de ces unions immondes. Nous voilà presque revenus au fameux produit incestueux de la carpe et du lapin! Et sur quelles autorités s'appuie donc M. Boudin? Le lecteur va en juger:

C'est Pline racontant que le berger Crathis aurait engendré une fille avec une chèvre! C'est Plutarque — j'en appelle à ceux qui ont lu ses *Propos de table* pour témoigner de sa véracité — qui parle d'une jeune fille appelée Onosulis dont la mère était une ânesse, et d'une autre du nom d'Hippone qui avait pour mère une jument. C'est Elien, enfin, qui signale la mise à mort, par un bouc jaloux, d'un jeune homme amoureux d'une chèvre avec laquelle il avait engendré un Sylvain — terrible bouc que celui-là, et qui devait porter de fameuses cornes! Il y a encore deux ou trois évêques du moyen âge qui rapportent quelques sornettes de même espèce, et le témoignage de ces saints hommes est doublé — entente vraiment touchante — de celui de Voltaire, qui croit à la fécondation des femmes par les singes; et puis c'est tout! Si pourtant, il reste encore une lamentable histoire que nous laissons raconter à M. Boudin:

« En 1543, on brûlait encore à Avignon, avec son amant quadrupède, une femme accusée d'avoir eu des rapports avec son chien, et dont l'enfant *avait paru tenir* de cet animal par quelques traits de sa conformation.»

Avec Blumenbach et Geoffroy Saint-Hilaire, et quoique M. Boudin n'approuve pas cette manière de raisonner sur une telle question, nous dirons que nous ne croyons pas à ces faits, parce qu'ils sont impossibles. N'est-il pas d'ailleurs bien facile d'expliquer la cause de ces ridicules erreurs? Il suffisait qu'un fœtus monstrueux fût produit, pour qu'à l'instant des imaginations exaltées et faussées dans leur jugement, s'élançassent, par voie d'analogie et de ressemblance, à la recherche d'une paternité que les lois de la science n'interdisent pas moins que celles du Code Napoléon. *Is pater est quem forma demonstrat.* La pauvre femme d'Avignon avait eu le malheur d'accoucher d'un monstre ressemblant de près ou de loin à un chien, et pour cela elle fut brûlée !

Aujourd'hui, Dieu merci ! les vieilles idées sur la cause de production des monstres sont réfutées jusqu'à l'absurde. On ne parle pas plus d'un « jeu de la nature » que de la « colère de Dieu ». Il serait plus erroné de croire encore à la fécondité des rapports bestiaux. Les théories d'Épicure, de Démocrite et d'Aristote, sont certainement moins impossibles que celle dont M. Boudin incline à se faire le champion. Les recherches modernes ont jeté sur la question une vive lumière. Parmi ceux qui ont attaché leur nom à ce progrès considérable de la science, il faut citer Græfe, Delpech, Coste, Valentin, ainsi que Ét. et Is. Geoffroy Saint-Hilaire.

Mais un important pas en avant pouvait être réalisé encore. Non-seulement on est parvenu à éclairer la connaissance de la formation des monstres par les lumières de l'embryogénie, mais on est arrivé récemment à compléter l'observation par l'expérimentation, et c'est à M. Dareste que revient cet honneur. Alors que, par la méthode de sélection, les Entraîneurs s'efforcent d'améliorer le type de certains animaux, et se donnent pour mission d'étendre le domaine du *beau*, M. Dareste, s'inspirant peut-être de l'anathème des sorcières de Macbeth, s'est efforcé d'étendre le domaine du *laid*, et de faire des monstres ! Il est parvenu ainsi à des constatations vraiment importantes, en opérant avec certaines précautions sur des œufs d'oiseau dans une couveuse artificielle.

L'année dernière, M. Dareste avait fourni de précieux renseignements sur la formation des monstres doubles. Avant ses publications, on ne croyait déjà plus que la duplicité monstrueuse pût résulter de la fusion de deux embryons distincts, et on pensait que la coexistence de deux embryons sur un vitellus unique est le point de départ de la formation des monstres doubles. Notre savant auteur était allé plus loin : il avait démontré que, pour qu'il y eût formation d'un monstre double, il ne suffit pas que celui-ci naisse sur un vitellus unique ; il est indispensable encore qu'il se développe sur la même aire transparente.

Cette année, ce sont les monstres anencéphales qui ont occupé l'habile professeur de Lille. Jusqu'ici on avait fait des théories bien différentes pour les expliquer.

Haller et Morgagni admettaient l'existence préalable d'une hydropisie qui, à une certaine époque de la vie fœtale, détruisait la substance nerveuse de l'encéphale et de la moelle épinière, et qui, distendant outre mesure les enveloppes de ces organes, écartait les parois postérieures de la colonne vertébrale et faisait disparaître les os de la voûte du crâne.

Is. Geoffroy Saint-Hilaire appliqua plus tard à l'anencéphalie sa théorie générale de l'arrêt de développement. Il s'appuya sur ce fait qu'à un moment de l'évolution du fœtus, les différentes parties des centres nerveux sont constituées par des vésicules pleines de sérosité. Si ces vésicules persistent à s'accroître et que les éléments de la matière nerveuse ne s'y manifestent pas, elles maintiennent écartées les parois latérales de la colonne vertébrale et du crâne, et par là produisent l'anencéphalie.

M. Dareste pense qu'il faut concilier ces deux manières de voir, en apparence opposées. D'après lui, l'anencéphalie consiste essentiellement, comme le pensait Geoffroy Saint-Hilaire, dans un arrêt de développement; mais cet arrêt de développement est déterminé par une hydropisie. La cause qui s'oppose à la formation de la substance nerveuse, dans les vésicules encéphaliques et médullaires, est l'augmentation considérable de la sérosité qui remplit leur cavité. Ainsi donc, l'hydropisie ne détruit pas la substance nerveuse, comme le pensaient Haller et Morgagni, elle est antérieure à la formation de cette substance et l'empêche.

Mais cette hydropisie de l'axe cérébro-spinal n'est que deutéropathique, elle est symptomatique d'une anémie. Ainsi, dans tous les embryons hydropiques, M. Dareste a vu le sang complètement incolore, et au microscope il n'y a constaté que de rares globules. Cette anémie elle-même se rattache à un arrêt de développement de l'aire vasculaire. Non-seulement les gros vaisseaux artériels et veineux ne se forment qu'en partie ou même n'existent pas du tout, mais encore le réseau des vaisseaux capillaires est très-incomplet. Les globules sanguins n'ont pu quitter qu'en très-petit nombre les îles de Wolf, où ils prennent naissance, pour pénétrer dans le courant de la circulation.

M. Dareste produit à volonté dans l'œuf les lésions dont nous venons de parler, au moyen d'une couveuse artificielle où les œufs ne sont en rapport avec la source de chaleur que par un point de leur surface. Il y a donc lieu de croire, d'après lui, que l'anomalie de l'aire vasculaire signalée ci-dessus résulte de l'échauffement inégal de ces différentes parties. Ce n'est encore là qu'une hypothèse que nous n'avons pu vérifier par nous-même. Mais les faits présentés par M. Dareste et les soins minutieux de son expérimentation témoignent puissamment en faveur des théories du savant professeur de Lille ; aussi attendons-nous beaucoup de ses recherches futures.

Pour avoir été appliquées à un sujet moins neuf, les expériences de M. Gillebert Dhercourt n'en offrent pas moins un intérêt sérieux.

Les esprits qui sont persuadés comme nous que les moyens de l'hygiène sont, pour les maladies chroniques surtout, les remèdes par excellence, — bien supérieurs d'ordinaire à ceux de la pharmacie, — se sont beaucoup préoccupés, de nos jours, de l'influence de l'atmosphère maritime sur les maladies en général, et la phthisie pulmonaire en particulier. Les uns, après Gilchrist, ont vanté à outrance son action toujours bienfaisante dans cette dernière maladie, et sont allés jusqu'à recommander presque exclusivement les voyages sur mer ou la station à l'embouchure du Nil. Les autres soutiennent que l'air de la mer accélère presque fatalement la marche du tubercule. Les plus sages disent qu'il faut distinguer les cas, et dans cette affection, comme dans toutes les autres, se livrer à une analyse approfondie. Ne se rappelle-t-on pas d'un côté M. Rochard, effrayant par des statistiques funèbres les familles qui, sous la foi des idées du moment, vouaient leurs membres valétudinaires à la carrière de la marine, et de l'autre M. Garnier, de l'*Union médicale*, et M. Boudin, cherchant à détruire ou tout au moins à ébranler par de laborieuses et consciencieuses recherches les craintes suscitées par M. Rochard ?

Pour trancher le différend, une étude préliminaire était indispensable. L'atmosphère maritime se distingue-t-elle par quelques caractères particuliers? C'est là un point que plusieurs savants ont cherché à élucider en ces derniers temps, mais il y a eu à cet égard encore des controverses. Une première opinion veut que l'atmosphère maritime soit à peu près semblable à toutes les autres, ou tout au moins qu'elle ne contienne peu ou même point des principes minéraux répandus plus ou moins abondamment dans l'Océan. On a fait à Nantes des analyses d'eau de pluie, on en a fait plus près de la mer encore, et on n'y a pas trouvé de chlorure de sodium. Mais cette opinion est opposée à

goscope se multiplient et témoignent chaque jour davantage de l'importance de ce nouvel instrument de diagnostic. Nous avons à plusieurs reprises rendu compte dans ce journal des intéressantes expériences de notre collègue et ami M. Guinier ; aujourd'hui nous allons entretenir nos lecteurs d'une communication de M. Follin, concernant les *polypes du larynx et les opérations qui leur conviennent.*

Il faut, dit cet habile chirurgien, diviser l'histoire des polypes du larynx en deux périodes séparées par la découverte du laryngoscope. Cette découverte a fait entrer la chirurgie dans des études nouvelles, et a engagé à poursuivre des tentatives opératoires d'extraction par les voies naturelles. Mais on doit bien distinguer les polypes visibles dans la région glosso-épiglottique de ceux qui plus profonds ne sont aperçus qu'au moyen du laryngoscope. Les premiers peuvent être d'ordinaire enlevés au moyen d'une ligature jetée sur leur pédicule. Quant aux seconds, ceux qui ne sont visibles qu'au laryngoscope, il faut bien essayer de les extraire à l'aide de pinces longues et coudées introduites dans le larynx. Mais il arrive trop fréquemment que cette opération ne réussit pas ; alors on n'a d'autre ressource que l'opération par les voies artificielles.

On doit en ce cas préférer d'ordinaire la laryngotomie thyro-hyoïdienne à la laryngotomie thyroïdienne, difficile à pratiquer à un certain âge, par suite de l'ossification du cartilage thyroïde, et qui d'ailleurs expose à léser les cordes vocales.

La laryngotomie thyro-hyoïdienne, facile à exécuter sans danger, est très-bien indiquée pour enlever : 1º les polypes laryngiens situés dans la région épiglottique, dans la dépression que laissent de chaque côté les ligaments glosso-épiglottiques et sur ces ligaments mêmes ; 2º les polypes insérés dans les replis arythéno-épiglottiques et sur la muqueuse qui recouvre les cartilages arythénoïdes, ou enfin à la surface supérieure des cordes vocales et dans leur voisinage.

Ces considérations de M. Follin nous paraissent fort logiques, et nous ne pouvons que faire des vœux pour que notre distingué confrère obtienne cette fois, ou tout au moins le plus tôt possible, la place qu'il sollicite dans la section de médecine opératoire de l'Académie.

Nous achèverons notre résumé des séances de l'Académie de médecine pendant ce mois, en rendant compte succinctement de la communication de MM. Odier et Blache *sur les causes de la mortalité des*

nourrissons et sur les moyens d'y remédier; de celle de **M.** Leudet sur
l'*Épidémie cholérique de Rouen*, et enfin de celle de **M.** Leroy de Méricourt concernant l'*Influence des transformations des constructions
navales sur la santé des équipages*.

C'est la question brûlante des nourrices qui a suscité le travail de
deux internes distingués des hôpitaux de Paris, **MM.** Odier et Blache.
Ce travail contient des idées fort justes, mais aussi une proposition des
moins acceptables.

Nos deux jeunes confrères insistent avec raison sur l'utilité des données fournies par la pesée fréquente des enfants nouveau-nés. Il y a
longtemps que nous sommes convaincu de l'importance de cette mesure, que nous avons vu exécuter soigneusement par **M.** le professeur
Dumas, alors que nous étions interne de la clinique d'accouchements de
Montpellier. Et cette conviction a été corroborée chez nous par les ar-
guments fournis en faveur de cette pratique par **MM.** Natalis Guillot,
Hervieux et Bouchaud. **MM.** Odier et Blache ont grandement raison en
venant plaider de leur côté en faveur d'une mesure trop peu généralisée. Il y a entre le bon état de santé de l'enfant et l'augmentation
graduelle de son poids, une relation presque nécessaire dont les lumières diagnostiques ne peuvent être suppléées complétement par celles
d'aucune autre donnée symptomatique.

Mais où nous cessons absolument de vouloir suivre **MM.** Odier et
Blache, c'est lorsqu'ils prétendent faire peser chaque huit jours les enfants à la nourrice, par autorité de justice ou tout au moins par autorité administrative. Nous espérions en nous-même que les leçons du
passé auraient servi et que l'amour de la réglementation officielle à outrance, qui a si longtemps souri à tant d'honnêtes gens, serait éteint
parmi les jeunes générations qui arrivent. Nous serions-nous trompé?
Cette idée de faire peser chaque huit jours, de par la loi et devant **M.** le
maire ou son représentant, tous les enfants en nourrice, nous paraît
presque ridicule ou tout au moins déplorable. Où s'arrêter dans une
pareille voie? Les réglementations nouvelles afflueront. Il faudra officiellement décréter les dimensions et la forme du berceau, celle du
maillot et le nombre des *tétées* dues quotidiennement à chaque jeune
citoyen français. Il y aura un biberon et un bourrelet *obligatoires!* Et
l'on aura en réserve des sévérités inconnues pour toute infraction à ce
code draconien. La dureté proverbiale du despotisme de Sparte, la

stupide uniformité du phalanstère seront ainsi dépassées. Oh! pour le coup nous crions : holà! tout autant que Boileau après l'*Attila* de Corneille !

C'est à nous autres pères de famille et non à l'État qu'incombe le devoir de surveiller nos enfants à la nourrice. Nous l'avons dit et nous le répétons : les fautes et même les crimes des nourrices sont beaucoup ceux des pères et des mères. Si les *Petits Parisiens* meurent à foison, prenez-vous-en surtout à leurs parents. Nous lisions ces jours-ci la dernière statistique des naissances à Paris. Dans le second trimestre de l'année 1866, sur 13,405 enfants nouveau-nés, il y a eu 5,854 enfants naturels. Que voulez-vous que devienne cette légion de bâtards! Ne sont-ils pas voués d'avance à la mort ou tout au moins à la misère et à la souffrance? Et combien même, parmi les enfants légitimes, n'y en a-t-il pas qui sont à charge à leur famille? Nous mettons le doigt sur la plaie. Voilà la cause, comme le dit Shakespeare. Contre un pareil mal moral, contre une pareille gangrène sociale, que peuvent quelques réglements officiels, inexécutables en principe, ou qui tout au moins tomberaient bientôt en dessuétude? C'est la moralité qu'il faut chercher à ramener dans les masses. Tandis que M. le professeur Fonssagrives va courageusement essayer de porter au sein des populations les enseignements de l'hygiène du corps, il faut que les apôtres religieux ou philanthropiques de l'hygiène de l'âme redoublent leurs efforts. Le matérialisme porte ses fruits!

Cette peste sociale nous amène tout naturellement à parler du choléra. Notre savant confrère M. Leudet est venu entretenir quelques instants l'Académie de la dernière épidémie cholérique de Rouen. La maladie a présenté dans cette ville, comme à Paris, a dit M. Leudet, la forme adynamique. Dans un certain nombre de cas, les vomissements avaient peu d'intensité, se supprimaient rapidement, et cette suppression, loin d'indiquer une amélioration, était le commencement d'une adynamie qui se terminait graduellement par la mort. M. Leudet employait, au début de l'épidémie, les vomitifs. Mais il a dû renoncer à leur emploi, pour adopter la médication tonique et révulsive dans la période algide, et la médication antispasmodique pendant la période de réaction.

Nous pourrions entrer ici, au sujet de la thérapeutique préconisée par le professeur de Rouen, dans une discussion où nous chercherions à légitimer la médication vomitive et à en établir les indications ; mais nous préférons nous borner à examiner un autre point de la communication orale de l'honorable M. Leudet.

Le fait sur lequel notre habile confrère a surtout insisté, « sans vouloir cependant en tirer une conclusion formelle, c'est qu'il n'y a pas eu un seul cas développé dans l'intérieur de l'hôpital, bien que l'isolement des cholériques n'ait pas été pratiqué ».

Nous nous garderons certainement de mettre le moins du monde en doute le fait annoncé par M. Leudet, mais c'est là une rare exception ; et les choses ne se passent pas d'ordinaire ainsi, pendant les épidémies du choléra. Nous nous rappelons en particulier que, durant celle de 1854, qui fut très-forte à Avignon, ou nous étions à ce moment interne ; les malades hospitalisés ne furent pas si heureux qu'à Rouen. En 1854, la contagion du choléra était regardée par beaucoup de médecins comme une vraie chimère ; aussi réserva-t-on pour les cholériques venus de la ville une salle d'hommes et une salle de femmes qui servaient de lieu de retraite à bon nombre d'infirmes. Peu à peu nous vîmes, sans qu'on y prît garde, un grand nombre de ces pauvres vieillards succomber aux atteintes du fléau. En sorte que, par suite de leur décès, le nombre des lits disponibles dans la salle se multipliaient, ce qui se prêtait à merveille aux besoins créés par la période d'augment de l'épidémie. Il se trouva qu'à la fin de l'épidémie la plupart de ces infirmes avaient disparu, et que la salle des femmes se trouvait à peu près vide. Telle était la prévention anti-contagionniste du moment, que le chef de service—homme excellent d'ailleurs et plein de zèle, qui est mort depuis lors —n'ouvrit pas les yeux, et que nous-même nous ne les avons ouverts que plus tard.

Quand il s'agit de contagion — nous permettrons-nous de faire observer à M. Leudet,—un fait positif bien établi prouve beaucoup, tandis que un et même beaucoup de faits négatifs ne prouvent rien ; car il faut toujours, à côté du facteur *virus*, faire entrer en ligne de compte le facteur *prédisposition* de l'économie.

La lecture de M. Leroy de Méricourt nous a paru fort intéressante et digne en tout point de ce médecin très-distingué. Mais comme nous sommes obligé d'avouer notre peu de compétence dans la question spéciale traitée par lui, nous préférons lui laisser la parole et rapporter textuellement sa communication telle que nous la trouvons dans la *Gazette des hopitaux*.

« Après avoir rappelé que l'encombrement et le méphitisme des cales constituent, pour les matelots du commerce comme pour ceux de l'État, une grande partie des dangers de la vie nautique, M. de Méricourt se propose de résoudre la question suivante :

» Les progrès des constructions navales, qui ont pour but surtout d'accroître simultanément la vitesse et la puissance militaire des bâtiments de guerre, concordent-ils avec des améliorations dans les conditions hygiéniques des équipages; ou bien, en exagérant au contraire, soit l'encombrement, soit le méphitisme, ces transformations augmentent-elles fatalement les chances de maladies? Avant d'arriver à la période actuelle, M. de Méricourt apprécie rapidement les phases qui l'ont préparée. Trois faits saillants dominent la révolution qui s'est opérée dans les constructions navales, savoir : *Application de la vapeur comme moteur nautique, substitution de l'hélice aux roues, blindage des carènes.* D'une manière générale, l'emploi de la vapeur comme moteur, en abrégeant les traversées et multipliant les relâches, a réalisé un immense bienfait au point de vue de l'hygiène de l'homme de mer. Mais, en examinant les conséquences successives que l'application de cette force a entraînées sous le rapport de l'espace, et par suite de la quantité d'air respirable accordée à chaque homme sur les nouvelles constructions, on arrive à reconnaître que l'encombrement augmente sur presque tous les types de navires, et que les parties profondes, la cale, les entreponts offrent des conditions atmosphériques de plus en plus défectueuses. Le remède qu'il est urgent d'employer pour obvier à cet état de choses, c'est un bon système de ventilation permanente. Il faut désormais que le navire pourvoie spontanément aux besoins de sa respiration, comme le fait un organisme vivant. Le système de ventilation par appel, proposé en Angleterre par le Dr Edmund, et dont l'expérience a déjà démontré la valeur, paraît réunir les conditions désirables M. de Méricourt demande, en outre, qu'on ménage à bord de tout bâtiment, au-dessous du chargement, une chambre à air qui permette d'obtenir la siccité, la propreté et l'aération constante des fonds du navire. Il insiste sur l'importance considérable que ces mesures hygiéniques auraient sur l'hygiène publique. Les bâtiments partant de localités où existent des maladies miasmatiques importables étant ventilés dans toutes leurs parties, pendant la durée de la traversée, n'offriraient plus les mêmes dangers lors de leur déchargement au port d'arrivée.

» En concluant, M. de Méricourt appelle de tous ses vœux l'application du système de ventilation nautique permanente avec chambre à air sous le chargement. Ce système assure, du même coup, la conservation des carènes, le bon état du chargement, la santé des équipages et des passagers ; il garantit, enfin, puissamment les populations du littoral contre l'importation des maladies miasmatiques de provenance d'outre-mer. »

Arrivons-en maintenant au compte-rendu des séances de l'Académie des sciences.

On sait que les laitières de Paris, comme toutes celles des grandes villes, sont parvenues depuis longtemps à résoudre un problème très-important au point de vue de la prospérité de leur commerce : — celui du changement d'eau en lait, et qu'il n'est sorte de fraude à laquelle pareille métamorphose n'ait donné lieu. C'est une semblable transformation que M. Dancel poursuit, et il paraît l'avoir obtenue par des moyens plus légitimes. Notre très-estimable confrère s'est depuis longtemps préoccupé du rôle de l'eau dans l'organisme, et a démontré l'influence qu'elle exerce dans la production de l'obésité. Médecin dans un régiment de cavalerie, il a été fréquemment consulté par des officiers de son régiment qui se plaignaient de trop grossir, et il n'a pas tardé à voir que ceux-ci étaient d'ordinaire de grands buveurs. Il leur conseilla de réduire considérablement la quantité de boisson, et ceux qui l'ont écouté s'en sont d'ordinaire bien trouvés. Notre distingué confrère ne s'en est pas tenu là et a éclairé la question par des faits empruntés à la physiologie comparée. Il a constaté que les éleveurs de bestiaux mettent d'ordinaire les animaux qu'ils veulent engraisser, au *régime mouillé*, circonstance qui n'a peut-être pas échappé aux poètes qui vantent la *fraîcheur* des *gras* pâturages. Enfin, en diminuant de beaucoup la quantité d'eau quotidiennement ingérée par des chevaux, il a pu, avec promptitude, diminuer notablement leur poids.

Encouragé par les intéressants résultats auxquels il était déjà parvenu, M. Dancel a continué à étudier le rôle de l'ingestion de l'eau en quantité considérable, et il a présenté à l'Institut un mémoire *sur l'influence de l'eau et des aliments aqueux dans la production du lait.* Suivant notre confrère, cette influence ne peut être mise en doute. Tout le monde sait que les contrées basses et humides, et en particulier la Hollande et la Normandie, fournissent les meilleures vaches laitières.

M. Dancel a ait quelques expériences confirmatives de ses assertions. Des vaches qui, avec le régime sec de l'étable, ne donnaient que 10 ou 12 litres de lait, en ont produit 14 et 16 litres, qui ont été examinés, et jugés physiquement et chimiquement de bonne qualité, et ce lait a fourni du beurre se rapprochant de celui donné par les vaches qui vivent dans les prairies.

Notre confrère conclut en disant que l'agriculture peut tirer parti de ce principe pour reconnaître la vertu lactigène d'une vache, et que l'art de guérir peut également y puiser des enseignements pour l'hygiène des nourrices.

Nous sommes loin de contester la valeur de ces conclusions. Cependant nous ferons observer qu'il est tout naturel de croire qu'une vache qui boit beaucoup d'eau fera beaucoup de lait. On pensera plus difficilement que le lait de celle-ci ne sera pas moins riche en matériaux solides que celui d'une autre vache moins considérablement abreuvée. Quant aux applications à tirer de pareils faits pour l'hygiène des nourrices, elles sont peu étendues. Si on allait jusqu'à remplacer les vastes et épaisses assiettées de soupe traditionnelles par de larges verres d'eau bus coup sur coup, on risquerait sans nul doute de mécontenter autant le nourisson que la nourrice !

S'il est des substances trop longtemps maintenues au nombre des médicaments, que l'on devrait à tout jamais bannir de la matière médicale, il en est d'autres dont les vertus curatrices, quoique signalées déjà, ne sont pas assez souvent mises à profit. De ce nombre est l'acide carbonique. Ce gaz est certainement un puissant remède qui peut être fréquemment utilisé, tant à l'intérieur qu'à l'extérieur. Sans croire aux assertions de Percival et Beddoès, qui y voyaient le spécifique de la phthisie pulmonaire, assertion victorieusement démentie d'ailleurs par Girtanner et Muhry, on doit admettre chez lui, avec Macbride et Priestley, une propriété antiseptique, avec Ingenhouss des effets calmants dans les cas de cancers ulcérés, et avec Rivière, enfin, une action anti-émétique vraiment considérable.

MM. Herpin et Goin ont essayé de rendre compte d'une manière générale des effets physiologiques et thérapeutiques du gaz qui nous occupe sur l'organisme vivant. Il lui ont reconnu des propriétés stimulantes et substitutives, très-utiles contre les inflammations atoniques, dangereuses au contraire quand elles s'adressent à des inflammations sthéniques accompagnées d'éréthisme sanguin.

Telle est aussi la conclusion d'un intéressant travail communiqué récemment à l'Académie des sciences par M. Le Play, auquel nous reprocherons peut-être, cependant, d'avoir cru établir lui-même le premier ce qui était déjà acquis, en partie tout au moins, par l'expérience de ses prédécesseurs.

L'acide carbonique mélangé à l'air, dit M. Le Play, produit une excitation du système circulatoire des muqueuses avec lesquelles il se trouve en contact. Il est susceptible donc d'avoir, dans les affections catarrhales des bronches, une action puissante que l'on pourrait qualifier de *tonique* (le mot excitante me paraît bien préférable); il fera passer l'inflammation à un degré d'acuité plus élevé, et il modifiera ainsi la vitalité des tissus. On doit proscrire, d'une façon absolue, l'emploi de l'acide carbonique, toutes les fois qu'une affection pulmonaire est accompagnée de congestions et de tendance à l'inflammation et à l'hémoptysie.

Après l'excitation déterminée par l'acide carbonique, la sédation survient; l'accélération du système respiratoire et du système circulatoire se calme, la toux disparaît. Ce gaz devra donc trouver son emploi dans un second ordre de maladies du poumon ; ce sont toutes les affections névralgiques et spasmodiques de cet organe.

Pour obtenir sur le poumon les effets du gaz acide carbonique, M. Le Play a eu l'idée de l'introduire directement dans l'organe au moyen d'un nouvel appareil pulvérisateur dont il donne la description, et qui paraît ingénieux, mais qu'il faut voir à l'œuvre avant de porter sur lui un jugement définitif.

Nous n'ajouterons à ce résumé de la communication de M. Le Play qu'une seule réflexion. Il existe tout près de Montpellier une source considérable d'où s'échappent constamment des proportions énormes d'acide carbonique : c'est la source des *Bouillants* de Vergèze, que M. Béchamp vient d'analyser récemment avec sa précision et sa rigueur ordinaires, et sur laquelle il publiera prochainement dans ce Journal un intéressant mémoire. Ce que nous venons de dire des propriétés thérapeutiques nombreuses de l'acide carbonique démontre quelle importance pourra acquérir Vergèze lorsqu'on y aura créé un établissement convenable. Le pulvérisateur de M. Le Play y trouvera nécessairement sa place, et pourra, dans ce milieu favorable, démontrer toute son utilité.

Omnia renascentur! Ce vieil adage est rappelé à ma mémoire par la réapparition inattendue de la maladie des pommes de terre, qui a si largement inspiré jadis les académiciens et les chansonniers. C'est M. Guérin-Méneville qui s'est empressé d'annoncer la nouvelle au monde savant. Il paraîtrait avéré, d'après lui, que les pommes de terre auraient...... la gale ou quelque chose de fort semblable, puisque le *tyroglyphus feculæ* constaté par M. Guérin-Méneville dans les pommes de terre d'Australie cultivées à la Ferme impériale de Vincennes, appartient à l'ordre des *Acariens* tout autant que le redouté sarcopte qui choisit la peau de l'homme pour palais. Rapprochement vraiment trop humiliant pour nous! Dire qu'un arachnide — la zoologie me défend de l'appeler en représailles un *chétif insecte* et la saine physiologie ne veut pas davantage que je le qualifie d'*excrément de la terre* — ait osé se moquer ainsi du roi de la création en l'assimilant presque à la racine tuberculeuse d'une humble solanée et en n'ayant pas plus de respect pour lui que pour un amas de fécule !

Pendant que M. Guérin-Méneville entretenait ainsi l'Institut d'un point de pathologie qu'on pourrait appeler *agricole*, M. Saintpierre s'occupait, de son côté, d'une question d'hygiène qui intéresse certainement à un plus haut degré encore les agriculteurs, et surtout ceux de nos contrées.

L'hygiène publique et privée ne saurait, en effet, négliger dans nos pays le danger permanent qu'offrent, pour la sûreté des ouvriers et de leurs sauveteurs, les atmosphères irrespirables de nos celliers et de la vaisselle vinaire. Nous ne saurions trop recommander pour ces cas de sauvetage l'emploi de l'appareil Galibert, que M. Saintpierre a fait connaître récemment dans le *Messager du Midi*. Les communes devraient se munir d'un semblable appareil, laissé, comme les boîtes de secours et les pompes à incendie, à la disposition des hommes de bonne volonté.

Mais s'il est utile de songer aux dangers de l'asphyxie, il ne l'est pas moins de connaître les causes de cette production de gaz méphitiques. On a pensé longtemps que le gaz acide carbonique dégagé pendant la fermentation était toujours l'agent irrespirable des cuves vinaires. Pourtant il y a deux ans, M. Saintpierre ayant eu l'occasion d'être témoin d'un accident arrivé à un ouvrier dans un foudre, fut amené à observer de plus près les phénomènes et à analyser les gaz contenus dans de nombreuses futailles. Il résulte aujourd'hui de ses expériences que l'azote est parfois le gaz irrespirable de ces atmosphères. M. Saintpierre en a trouvé qui renfermaient 86 et 88,15 pour cent d'azote. L'origine de l'azote serait la suivante : des moisissures développées sur les parois des foudres absorberaient l'oxygène, les tartrates qui imprègnent ces parois s'oxyderaient peut-être aussi sous l'influence des moisissures, et finalement l'air extérieur pénétrerait lentement à travers les joints, pour se dépouiller de son oxygène. Le résultat de ces phénomènes serait une accumulation d'azote.

Au point de vue pratique, M. Saintpierre ajoute : 1° Le danger offert par la présence de l'azote est permanent, ce gaz n'est pas seulement à craindre comme l'acide carbonique à l'époque des vendanges, mais bien en tout temps ; 2° l'azote n'étant absorbé par aucun réactif, la ventilation est le seul moyen de purger une enceinte de gaz rendu irrespirable par l'azote.

Nous n'avons pas besoin d'insister pour démontrer l'importance d'une découverte à laquelle plus d'un père de famille devra peut-être la vie !

Nous terminerons notre revue mensuelle en signalant à nos lecteurs deux intéressantes brochures qui viennent de paraître récemment.

Une époque a existé—et elle n'est pas encore bien loin de nous—où l'on n'avait pas confiance à un remède, s'il ne contenait à lui seul un échantillon de tous les bocaux de la pharmacie. On en était presque arrivé au *médicament universel,* composé de toutes les drogues et convenant à toutes les maladies. La médecine pratique, c'est-à-dire l'art d'employer chaque remède d'après les indications, était par là aussi menacée que par la spécialité pharmaceutique, et ses prospectus destinés à guider les ignorants dans la manière de réaliser les miracles promis par de coupables charlatans.

La nature semblait, d'ailleurs, elle-même avoir donné l'exemple. Rien n'est plus complexe que quelques-uns des principaux remèdes tirés du monde végétal, l'opium et le quinquina, par exemple, qui renferment une foule de principes dissemblables par leurs qualités physiques, chimiques et médicamenteuses, et essentiellement variables dans leur proportion relative. D'où cette conséquence que, suivant les lieux et la science ou la bonne foi des marchands de drogue, on prescrit sous le même nom des substances fort différentes.

Rationaliser l'empirisme a toujours été l'effort des époques éclairées ; de sorte que de nos jours on a fini par se dire : Dans ces médicaments, si utiles mais si complexes, cherchons le principe actif, rejetons les parties inertes !

Une pareille tendance a produit de très-bons et de très-mauvais résultats. Il était excellent d'avoir sur la composition des remèdes des notions précises, d'en chasser autant que possible les corps nuisibles ou inutiles, de s'efforcer de faire, enfin, que ce qui s'appelle du même nom soit toujours la même chose. Mais pour cela on devait s'étudier à trouver non un seul principe actif, mais tous les principes actifs ; on devait aussi se demander si les effets cliniques observés n'étaient pas attribuables en certains cas, non à une seule substance, mais à l'union de plusieurs.

Or, telle n'a pas été la manière de procéder de notre époque. Aussi, deux importantes découvertes chimiques et pharmaceutiques modernes, qui n'eussent dû être qu'un bienfait pour l'humanité, sont devenues souvent fort nuisibles. On a posé, comme on le dit en mathématiques : morphine = opium et quinine = quinquina. Et par là, on commet une immense erreur, qui commence du reste aujourd'hui à être celle d'hier, car beaucoup de bons esprits en reviennent.

On a surtout réagi à propos de l'opium. La codéine, et plus récemment la narcéine, sont venues démontrer qu'il existe dans l'opium des vertus que la morphine ne possède pas. Dans son *Manuel de matière médicale et de thérapeutique*, M. le professeur Bouchardat, qui est plutôt cependant un savant chimiste qu'un clinicien, a lui-même attaqué la fausse identité établie entre la morphine et l'opium.

Montpellier avait depuis longtemps protesté contre une pareille erreur. Mais ce que surtout nos maîtres n'ont cessé de dire, de répéter et mieux encore de prouver, c'est que le quinquina ne peut être en tous les cas suppléé par la quinine. La quinine est un moyen éminemment utile, enseignent-ils ; mais sa découverte est loin d'avoir fait disparaître les indications de l'emploi du quinquina en nature, ou des produits qui, comme l'extrait alcoolique, sont le quinquina moins le ligneux. Cette vérité, nous l'avons énoncée à notre tour, dans notre *Étude sur la fièvre pernicieuse dothiénentérique*, et nous avons eu la satisfaction de lire à propos du compte-rendu de ce travail, dans l'*Annuaire de thérapeutique* de M. Bouchardat pour 1864, les remarques suivantes :

« Je partage complètement l'avis des praticiens de Montpellier : j'ai en effet établi que la cinchonine agit autrement que la quinine, et la complète. L'acide quinique a des propriétés physiologiques qui doivent aussi être prises en considération ; le tannin du quinquina, qui est un tannin spécial, peut avoir son utilité dans des conditions déterminées. »

Il y a donc dans le quinquina deux types bien différents de principes actifs : l'un plus essentiellement anti-périodique et contro-stimulant (quinine, cinchonine, etc.), l'autre tonique et astringent (rouge cinchonique, soluble ou insoluble, acide quinique, etc.). De là des indications spéciales pour chacun de ces types ; de là aussi les vertus de leur association dans la même formule. Nous ne connaissons pas d'axiome clinique plus indiscutable.

La Société d'agriculture, sciences, belles-lettres et arts d'Orléans proposa en 1864 un prix pour la question suivante : *Dans toutes les fièvres intermittentes qui réclament l'emploi du quinquina, et surtout dans les fièvres pernicieuses, peut-on administrer avec un égal succès le sulfate de quinine ou le quinquina en substance?* Cette question si intéressante et qui prouvait dans ceux qui l'avaient posée un remarquable esprit clinique, nous tenta singulièrement, et nous étions tout d'abord disposé à chercher à y répondre. D'autres travaux nous empêchèrent de suivre ce projet.

Mais ce que nous avions renoncé à faire, un autre l'a exécuté avec le plus grand succès. Formé par les mêmes maîtres que nous, ayant pu comme nous vérifier et contrôler leur dire en Algérie, où les sujets d'expérience à cet égard ne sont que trop communs, esprit cultivé et très-judicieux, praticien renommé, M. Ronzier-Joly (de Clermont-l'Hérault) a traité la question posée par la Société d'Orléans, et s'est montré digne du prix qui lui a été accordé. Comme le mémoire de notre distingué confrère est déjà un exposé très-nourri et très-succinct de la question traitée par lui, nous désespérons de pouvoir le résumer ici. Aussi devons-nous nous borner à indiquer les trois divisions établies par lui, et à rapporter textuellement les conclusions qui terminent la troisième partie. Pour le reste, nous renvoyons nos abonnés au mémoire lui-même, dont la lecture ne peut qu'être essentiellement utile.

Voici d'abord les trois divisions établies par **M. Ronzier-Joly** :

1° Des différences entre les vertus thérapeutiques du quinquina en substance et le sulfate de quinine.

2° Valeur comparée du quinquina et du sulfate de quinine dans les fièvres intermittentes simples.

3° Dans les fièvres pernicieuses, peut-on administrer avec un égal succès le sulfate de quinine et le quinquina en substance?

Nous donnons maintenant les conclusions de la troisième partie.

« L'observation clinique certifie que le sulfate de quinine, à certaines époques, sous des influences connues ou inconnues, ne répond pas suffisamment à l'attente du médecin dans le traitement des fièvres pernicieuses.

» La juste appréciation des éléments morbides de la perniciosité nous laisse, d'ailleurs, penser que, malgré sa puissante vertu spécifique, le sulfate de quinine, doué aussi, aux doses où il convient ici, de propriétés hyposthénisantes et plus ou moins toxiques, doit bien des fois agir de la façon la plus fâcheuse sur les forces déjà si chancelantes de l'organisme dans cette grave affection.

» Cependant, à cause de la rapidité de l'absorption de ce sel, de la facilité de son administration, de sa grande puissance antipériodique, puissance habituelle, sinon absolument constante, à cause aussi de la brusquurie des accès pernicieux et de la précipitation possible de leurs plus graves phénomènes, il y aurait vraiment imprudence impardonnable à ne pas tirer profit des bons effets de ce remède.

» Le problème thérapeutique se réduit alors à associer le sulfate de quinine à un agent qui corrige son action hyposthénisante et toxique, qui puisse aussi relever l'énergie vitale très-compromise.

» Le quinquina en écorce a bien cette dernière propriété; il l'a même plus nette, plus franche, plus dépouillée d'inconvénients que toutes les préparations tirées par l'art de sa substance; il est aussi l'anti-périodique que l'expérience de deux siècles a placé au premier rang jusqu'à la découverte de son plus précieux alcaloïde.

» L'association du sulfate de quinine et du quinquina en substance a donc dû s'offrir plus d'une fois à l'esprit des praticiens, et, pour notre part, nous avons acquis la certitude des bons effets de cette association.

» Mais le quinquina en substance est long à agir, d'une administration difficile et importune dans les cas pressés et dans les fâcheuses conditions des malades atteints par la fièvre pernicieuse. M. Trousseau, si partisan de ce remède, a constaté ce fait, et bien d'autres avant lui l'avaient également certifié. Les recherches des divers principes actifs de l'écorce du Pérou sont, d'ailleurs, la preuve certaine des préoccupations des médecins à ce sujet.

» Des médecins de Montpellier, par la découverte de cette préparation précieuse appelée par Chrestien *résine de quinquina* (différente en tout point de la résine du Codex), par l'association de cette résine avec une substance propre à faciliter son absorption et ensuite avec le sulfate de quinine, ont résolu de la façon la plus satisfaisante le problème thérapeutique des fièvres pernicieuses.

» Cependant, l'association de la résine de quinquina au sulfate de quinine trouve parfois, dans des conditions morbides diverses, des contre-indications très-rarement absolues, dont il faut tenir compte, si le danger n'est pas imminent. »

La seconde brochure que nous croyons devoir signaler à nos lecteurs est celle de M. le Dr A. Bouyer, médecin-inspecteur suppléant des thermes d'Amélie-les-Bains. Elle a pour titre : *Considérations pratiques sur l'asthme, sa nature, ses différentes formes, et son traitement par les eaux sulfureuses d'Amélie-les-Bains.* Cette brochure contient d'abord un excellent résumé de tout ce qui touche à la pathologie de l'asthme. L'auteur, qui ne dédaigne pas à cet égard les travaux des anciens, est au courant de tous les recherches modernes sur la question. Les considérations pathologiques présentées par MM. Rostan, Louis, Beau, Trousseau, Sée, etc., sont rappelées et critiquées avec talent. M. Bouyer distingue avec grand soin, et avec raison, l'asthme de la dyspnée. Il présente des réflexions sagaces sur l'élément nerveux de l'asthme, sur l'emphysème, le catarrhe bronchique, l'asthme humide et l'asthme nerveux.

En praticien expérimenté qu'il est, M. Bouyer a compris l'importance des diathèses dans la pathogénie de l'asthme. Aussi étudie-t-il avec un soin minutieux les rapports de la maladie qui nous occupe avec la diathèse dartreuse, l'arthritis, la syphilis et la tuberculose pulmonaire. C'est la connaissance de ces rapports qui sert de base aux indications thérapeutiques formulées par l'auteur, et qui légitime, en des cas nettement tracés, l'emploi de l'eau sulfureuse d'Amélie-les-Bains. M. Bouyer termine par les conclusions suivantes :

«L'asthme est une affection *nerveuse* autonome, bien qu'elle ne repousse pas de son étiologie l'influence causale de diathèses ou de maladies préexistantes.

» Plus souvent l'asthme devient la cause d'autres maladies (bronchite, emphysème, affections cardiaques).

» Dans ces deux cas, la curation des affections concomitantes à l'asthme est l'indication principale à remplir, et celle dont la cure d'Amélie-les-Bains vient le plus facilement à bout (catarrhe, emphysème, herpétisme).

» Ce résultat, Amélie-les-Bains l'obtient par ses eaux et par son climat, durant les saisons d'automne et d'hiver. »

Nous ne pouvons que donner notre approbation à des conclusions aussi sagement déduites. Nous prédisons volontiers à notre excellent confrère les meilleurs résultats pratiques dans le traitement de l'asthme, si, comme nous n'en doutons pas, il reste fidèle à l'esprit d'analyse qui a inspiré sa brochure, et s'il se garde de suivre l'exemple de quelques médecins d'Eaux minérales, trop portés à prodiguer pour tous les cas leur précieux breuvage. Amélie-les-Bains est vraiment une station thermale privilégiée, pour avoir ainsi à côté de son médecin-inspecteur, si habile et si justement estimé, un adjoint comme M. Bouyer, qui, tout jeune encore, se pose en praticien consommé.

G. PÉCHOLIER.

DÉCEMBRE

S'il faut avoir dans l'esprit une grande impartialité pour rendre justice au talent d'un adversaire, chacun est, au contraire, disposé à applaudir qui pense comme lui. Les murmures d'une assemblée politique troublent souvent dans l'essor de son éloquence le membre de la minorité le plus habile dans l'art des précautions oratoires; mais qui n'a entendu bien des fois les bravos chaleureux et bruyants adresssés à l'orateur d'un banquet, débitant avec emphase quelques lieux communs sympathiques à son auditoire.

Comme, en ma qualité d'homme, je ne suis malheureusement pas étranger aux infirmités morales et aux défauts de l'espèce humaine, il est possible que j'aie goûté le discours de M. Husson devant l'Académie de médecine, à propos de la question des nourrices, uniquement parce que j'y ai trouvé — présenté avec un grand talent et une rare logique — l'écho fidèle de mes plus intimes pensées. Et cependant, en dehors de tout amour-propre et de toute idée préconçue, il me semble que la vérité est bien là, calme, froide, mathématique. Nos lecteurs en jugeront!

Car elle s'est enfin ouverte, cette discussion longtemps attendue, et toutes les colonnes des organes de la Presse médicale en sont remplies. C'est à M. Boudet qu'est échu l'honneur de parler le premier. Si nous devons en peu de mots qualifier son discours, nous dirons qu'il est est sentiellement honnête et vertueux. Il ne signale pas le mal, puisque la plaie avait déjà été étalée dans toute sa nudité par MM. Brochard et Monot. Il ne propose aucun remède ; tout consiste en paroles que l'on peut appeler «bien senties», où notre honorable collègue déplore le mal et supplie l'Académie d'y porter remède. «Aujourd'hui le Gouvernement nous consulte, s'écrie en terminant M. Boudet, parlons-lui avec le respect et la déférence qui lui sont dus ; mais, enfants de la vieille Europe, imitons l'énergie et la persévérance de la jeune Amérique.» Très-bien, parlons au Gouvernement; mais que lui dirons-nous? Faut-il le pousser dans des projets de réglementation draconienne, comme le veulent MM. Brochard et Monot? Faut-il faire de la nourrice un fonctionnaire public, salarié par l'État, garanti par l'État? Là est la question, et M. Boudet n'y touche pas. En revanche, M. Husson l'a traitée, et de main de maître. Nous avons donc à nous appesantir longuement sur le discours de l'habile directeur de l'Assistance publique. Dévoiler complètement, et par les chiffres les plus précis, l'affreuse mortalité qui menace les enfants à la mamelle, et établir ses causes ; montrer tous les essais de réglementation que l'on a mis en pratique dans le passé, et en faire voir l'inanité ; essayer enfin de chercher s'il y a quelque remède nouveau à proposer : tels sont les trois points du discours de M. Husson sur lesquels nous avons à nous appesantir.

Pour apprécier la mortalité qui pèse sur les petits Parisiens à la nourrice, il faut, a dit M. Husson, connaître celle qui est en quelque sorte normale, en France, chez les enfants âgés de un jour à un an. L'honorable académicien arrive à établir qu'elle est d'un sixième environ. Ce chiffre est considérable, mais il ne doit pas nous surprendre. Le jour le plus mortel, a-t-on dit, est le premier jour de la vie. Or, cette parole peut aussi s'étendre à la première semaine, au premier mois et même à la première année. Pour être plus probante et plus décisive, la statistique de M. Husson aurait dû mettre en rapport avec ce qui se passe en France, ce qui se passe dans les autres pays civilisés.

La mortalité des enfants en nourrice est plus grande dans les villes que dans les campagnes. Cette assertion est tellement admise par tout le monde, que l'on s'attend tout d'abord que des chiffres considérables marqueront la différence; or, il n'en est rien : l'écart est seulement de 0,56 pour 100, pas même 1/2 pour 100. Ce fait nous a jeté dans un profond étonnement. Quand on songe aux conditions si favorables en apparence qui attendent les enfants à la campagne, on s'effraie de la fâcheuse compensation qu'entraînent l'ignorance, les préjugés et le mauvais vouloir de *« nos bons villageois »*. Cette dernière somme de mal suffit à elle seule pour détruire à peu près complètement toute la somme de bien qui résulte d'un air vivifiant, de l'exercice, de ces bains de soleil beaucoup plus libéralement accordés aux heureux habitants de la campagne. Ce qu'il y a au premier abord de plus étonnant, c'est que la mortalité des nourrissons gardés dans Paris semble excessivement peu considérable. M. Husson l'estime à 16,50 pour 100, tandis que le chiffre fourni par les communes rurales de France est de 17,98 pour 100. Mais s'il en est ainsi, c'est que la mortalité des jeunes Parisiens se trouve débarrassée de tous les nourrissons qui périssent à la campagne. Nonobstant cette remarque, le chiffre, en somme peu élevé, de la mortalité dans Paris même, prouve ce que peuvent réaliser, dans le milieu le plus défavorable, les bienfaits de l'hygiène et de la civilisation. Que deviennent plus tard ces êtres chétifs que l'art seul fait vivre, et qu'à Sparte on n'eût pas hésité à faire périr dès leur naissance? Ne s'établit-il pas, dans la suite, une compensation inverse entre les nourrissons épurés par la mort, que la campagne renvoie à Paris, et ceux qui, grâce à des soins multipliés reçus dans l'intérieur de la capitale, sont restés plus nombreux? Décider cette question est difficile. Mais, alors que la réponse serait affirmative, notre science n'aurait aucun reproche à s'adresser. Elle ne saurait se prêter à cette méthode de sélection par la mort, qui peut fournir de bons militaires, mais que la morale réprouve énergiquement. *« Notre devoir à nous est de conserver »*, d'après cette belle parole de Desgenettes à Bonaparte, que M. F. Dubois rappelait naguère avec tant d'à-propos.

Les chiffres précédents, qui témoignent hautement contre la mauvaise influence des routines de la campagne, vont acquérir une plus grande importance lorsque nous allons montrer maintenant que, par suite d'habitudes locales essentiellement condamnables, c'est dans des pays très-sains, dans des campagnes riches, au milieu peut-être de la plus belle population de la France, que la mort frappe le plus les enfants à la nourrice.

M. Husson a établi, en effet, que l'ancienne Normandie et la Loire-Inférieure fournissent les chiffres les plus effrayants de mortalité chez les enfants à la mamelle. Celle des enfants assistés de 1 jour à 1 an est : dans la Loire-Inférieure, de 90,50 pour 100 ; dans la Seine-Inférieure, de 87,50 pour 100 ; dans l'Eure et le Calvados, de 78 pour 100 ; nombres vraiment épouvantables et qu'on ne s'explique point quand on n'est pas au courant de certaines habitudes locales. Les Normands, fiers du lait de leurs vaches, s'imaginent qu'il est bien suffisant pour les jeunes enfants ; de là, l'habitude d'en nourrir un grand nombre au *petit pot* : c'est l'expression consacrée. Tel est l'empire du préjugé, que nous avons vu des enfants de très-bonne famille partager à cet égard le sort des enfants les plus pauvres, et être nourris dans des fermes exclusivement avec du lait de vache !

Ces funestes habitudes ont leurs conséquences nécessaires : la population de la Normandie est en décroissance. Si quelques ports de mer, comme Rouen et le Hâvre, s'accroissent en raison des immigrations amenées par l'importance du commerce, dans les autres villes et surtout dans les campagnes, le nombre des habitants diminue notablement.

Des statistiques et des observations précédentes ressort ce fait fondamental : combien sont détestables les conditions que l'ignorance, l'incurie et le mauvais vouloir des nourrices de la campagne réalisent pour les enfants qui leur appartiennent, et surtout pour ceux qui leur sont confiés !

Soit, dira-t-on ; mais ces circonstances fâcheuses ne sont pas telles qu'une surveillance attentive de l'État ou de l'Administration ne puisse y remédier ? Il y a donc là un argument sérieux en faveur des projets de réglementation officielle. Ces nourrices, si incapables de se bien gouverner elles-mêmes, il faut leur donner une tutelle efficace, il faut les empêcher de faire le mal.

La surveillance administrative ! c'est M. Husson lui-même qui démontre combien peu il faut compter sur elle.

La mortalité des nourrissons de un jour à un an confiés à l'Assistance publique de Paris et surveillés par elle, a été en moyenne, dans les dernières années, de 55,95 pour 100[1]. Ce résultat, comparé à celui des

----

[1] Les trois quarts de ces enfants étaient légitimes, ce qui pour Paris est une proportion considérable.

Petits-Bureaux, est encore relativement satisfaisant ; mais envisagé en lui-même, il est singulièrement déplorable.

Si la réglementation actuelle n'est pas suffisante, dira-t-on, modifions-la : faisons des lois plus sévères ; organisons un contrôle plus sérieux. — Vous voulez, pour réprimer les écarts des nourrices, un code draconien ! Que pourrez-vous faire à cet égard qui n'ait été tenté inutilement sous l'ancien régime ?—Le monopole des nourrices de Paris par l'État ! ce n'est point une nouveauté. A une époque, il a existé. On nommait quatre recommanderesses officielles qui recrutaient des nourrices en province et qui leur fournissaient des enfants à allaiter. On en arriva à défendre à toutes autres personnes, même aux sages-femmes, de leur faire concurrence. Le prix de la nourrice, celui du voyage, étaient tarifés, comme aujourd'hui celui des fiacres. La forme de la charrette de transport, la quantité de paille qu'elle devait contenir, étaient déterminées par des règlements. Des règlements exigeaient aussi chez les nourrices la présence d'un berceau, et c'était le curé du village qui avait mission de veiller sur ce point.

Ces mêmes curés avaient bien d'autres obligations à remplir : ils étaient obligés à délivrer des certificats constatant l'état-civil de la nourrice, ses mœurs et sa religion. C'était devant eux que devait être payé le salaire de la nourrice, et à leur défaut devant leur vicaire. Le lieutenant de police n'avait pas une mission moins difficile et moins précise. C'était lui qui poursuivait les parents retardataires dans leur paiement ; mais lui seul aussi pouvait autoriser la nourrice mécontente à rendre l'enfant confié à ses soins ; il avait des inspecteurs spéciaux qui parcouraient les campagnes pour découvrir et punir les délinquantes.

Et la sanction ne manquait pas à ces minutieux règlements ! L'amende pour les maris, le fouet pour les nourrices, telles étaient les peines réservées à ceux qui y commettaient des infractions. Singulière manière de s'intéresser au nourrisson, qui devait rencontrer pitance bien maigre et de triste qualité, quand le bourreau l'avait ainsi protégé contre les fautes de celle qui lui donnait le sein ! M. Husson a terminé son discours en indiquant les précautions que prend actuellement le bureau des nourrices de l'Assistance publique, et en se demandant si ces précautions pourraient être augmentées : des inspecteurs sont placés à la tête de six circonscriptions, choisissent les nourrices et les surveillent. Ils sont aidés dans cette tâche par des médecins qui ont une rétribution annuelle par tête d'enfant. Les nourrices subissent à Paris un nouvel examen. On veille à ce qu'elles aient un berceau convenable, à ce qu'elles n'aient point deux enfants à la fois, on surveille leur lait, leurs maladies, celles de l'enfant. Au besoin, l'inspecteur les remplace d'office, s'il acquiert contre elles un grave sujet de mécontement.

Il y a là, sans contredit, d'utiles et sérieuses précautions dont l'importance ressort surtout, si l'on compare aux procédés du Bureau officiel ceux des Petits-Bureaux. Ceux-ci ne garantissent à ia nourrice aucun salaire, prélèvent un droit de courtage élevé, une remise pour faire parvenir à qui de droit le paiement mensuel, des frais pour subvenir aux dépenses du séjour plus ou moins prolongé de la nourrice dans Paris, des frais de médecin et de médicament, etc. Tout cela est gratuit pour les nourrices de l'Assistance publique. Eh bien! chose incroyable, l'Administration, qui exerce une surveillance attentive, est de plus en plus délaissée pour les Petits-Bureaux, qui ne surveillent rien. Quand Paris avait 7 ou 800,000 âmes, l'Assistance publique plaçait 10,000 enfants. Aujourd'hui que la population de Paris est presque double, on n'en place plus que 2,000.

Ces déplorables résultats seraient dus uniquement, d'après M. Husson, à une véritable corruption exercée auprès des sages-femmes et même des médecins. Pour une misérable prime de 6 francs par nourrice, bien des gens de l'art seraient ainsi soudoyés. C'est vraiment bien triste!

Après avoir si bien signalé le mal, après avoir dévoilé l'impuissance de la réglementation officielle à y remédier, M. Husson propose-t-il quelque progrès efficace? Nous sommes obligé de dire que non. Les conclusions de prémisses aussi bien posées sont à peu près stériles.

Obliger les maires, comme le veut la loi, d'envoyer les actes de décès des nourrissons morts dans leurs communes aux officiers de l'État civil de la résidence des parents, de manière à ce qu'on eût là les éléments d'une statistique sûre, voilà le premier vœu de M. Husson. Il en ajoute un second, et dernier, dont nous ne méconnaissons pas d'ailleurs l'importance : celui de répandre dans les familles des connaissances sûres sur l'hygiène des enfants à la mamelle. « Il est un grand nombre d'enfants qui vivraient, dit-il, si l'on pouvait parvenir à détruire les mauvaises habitudes et les mauvaises méthodes suivies dans beaucoup de pays, pour l'éducation des enfants du premier âge, si l'on réussissait à faire disparaître les préjugés qui rendent stériles les meilleurs sentiments de famille ; à faire pénétrer, en un mot, la lumière au sein des populations, pour un objet lié si étroitement à leur bonheur. » N'est-ce pas là un appel chaleureux à l'enseignement populaire de l'hygiène tel que va l'inaugurer M. Fonssagrives, et l'honorable directeur de l'Assistance publique n'applaudit-il point par là, d'avance, à la généreuse tentative du professeur de Montpellier ?

Donc, malgré tout son talent et toute sa compétence, M. Husson ne nous semble pas avoir suffisamment insisté sur les remèdes capables de guérir le mal, qu'il a si bien signalé après MM. Brochard et Monot. La difficulté est toujours d'attacher le grelot. Voyons si nous pourrons nous-même la vaincre, en partie du moins.

Il était d'abord d'une importance majeure de révéler à la société, ce qu'elle ignorait bien certainement, — heureuse peut-être de s'endormir dans une fausse sécurité, — l'épouvantable mortalité qui pèse sur les enfants en nourrice, et la part énorme qu'il faut attribuer, dans ce lamentable résultat, à l'incurie, à l'ignorance, au mauvais vouloir, à la coupable cupidité des nourrices mercenaires. A ce point de vue, les publications de MM. Brochard et Monot, et surtout la discussion actuelle de l'Académie de médecine, auront, par le bruit qui en résulte, une souveraine utilité. Quand le public parisien et celui de la province auront sondé la plaie dans toute sa profondeur; quand on aura compris de combien de surveillance il faut entourer les nourrices, et combien peu de garanties offrent les Petits-Bureaux, ceux-ci perdront rapidement une grande partie de leur clientèle, à moins qu'ils ne fassent de louables efforts pour modifier leur situation et augmenter les garanties qu'ils offrent aux parents. On ne brave pas impunément l'opinion publique, qui finirait par voir dans les entreprises commerciales signalées à sa réprobation, un infâme moyen pour les parents besoigneux de se débarrasser parfois de l'exubérance de leur famille. Quant aux sages-femmes et aux médecins qui, pour une misérable rétribution, osent se faire les patrons desdites entreprises, il suffira, je l'espère, que la possibilité de leur accointance avec elles soit signalée bien haut, pour qu'ils n'osent plus persister dans leur coupable conduite.

Ou se modifier radicalement, ou dépérir rapidement, tel sera donc le dilemne offert à l'industrie des Petits-Bureaux, lorsque ses abus seront suffisamment divulgués.

Nous serions d'ailleurs fâché de voir disparaître complètement ces Petits-Bureaux , car la direction des nourrices de l'Assistance publique nous paraît avoir besoin d'une concurrence qui stimule son zèle et l'engage à réaliser de nouveaux progrès. Ainsi , elle fait par exemple assez grand bruit de la surveillance exercée sur les lieux en son nom par des médecins. Mais quelle rétribution leur accorde-t-elle? Pour surveiller au moins une fois par mois l'enfant et la nourrice, et pour les soigner tous les deux en cas de maladie , il est alloué au médecin 1 fr. par mois et par enfant , et encore même faut-il que sur la somme il fournisse les médicaments nécessaires. Pour peu que nourrice et enfant soient malades et doivent être visités tous les jours , ce n'est pas même 5 centimes par visite. A ce prix-là, on n'aurait pas les services d'un portefaix ou d'un décrotteur ! Je dis qu'il est déplorable d'oser offrir une pareille rétribution à un homme d'élite, qui n'a obtenu sa position qu'à la suite des plus infatigables labeurs , et qu'il est absurde de croire qu'une mission si mal payée sera toujours bien remplie. Certes, je n'ignore pas que tout n'est pas pour le médecin une question de salaire, et que notre profession a d'austères devoirs à remplir , même au préjudice de nos intérêts. Mais il n'est pas dit que ces enfants ainsi soignés au rabais soient tous indigents ; bon nombre d'entre eux paient leur nourrice , et appartiennent à des familles plus ou moins aisées. Que les paysans essaient de se procurer tout au moins l'apparence de soins médicaux par de misérables abonnements , je le déplore, mais je ne peux l'empêcher. Mais que de grandes administrations marchandent ainsi les médecins, et, les jugulant par la peur de la concurrence, obtiennent un abaissement inouï dans les rétributions qu'elles offrent , je proteste contre une telle parcimonie. La France est le seul grand pays civilisé où les choses se passent ainsi. En Angleterre, il n'y a pas jusqu'aux chefs de service des hôpitaux qui ne soient grassement payés , et c'est en somme justice. Si la Direction des nourrices de Paris veut un contrôle sérieux de la part des médecins, qu'elle renonce à cet humiliant système d'abonnements, et qu'elle rétribue chaque visite à un taux convenable.

De ce que nous nous sommes, dès le début, déclaré les adversaires formels des projets de monopole officiel des nourrices, s'ensuit-il que nous repoussions toute disposition légale qui vînt assurer les rapports entre celles-ci et les parents ? Bien loin de là ! Nous voudrions qu'entre eux fussent signés des contrats, comme par exemple entre les patrons et les apprentis ; contrats consentis librement entre les deux parties, mais les liant fortement après parole donnée. Il faudrait, pour cela, que le mari de la nourrice fût requis de donner son consentement à l'engagement de celle-ci, et qu'un dédit convenu à l'avance vînt punir celui des deux intéressés qui, sans motif plausible, romprait la convention. Il est détestable que la nourrice puisse à peu près impunément abandonner tout à coup l'enfant qu'elle a accepté, et cela au risque de le tuer. Il est très-fâcheux aussi que les parents aient le droit, du jour au lendemain, pour un caprice de leur part, de renvoyer une nourrice. Quand une contestation de ce genre se produit, on en appelle d'habitude au juge de paix, qui est fort embarrassé, car la loi est à peu près muette à cet égard, et dont l'arbitrage, par conséquent, n'aboutit à peu près à rien.

Mais, nous dira-t-on, les contrats que vous proposez d'établir lieront les parents, qui offrent d'habitude une responsabilité pécuniaire suffisante, et point la nourrice, qui malheureusement est ordinairement plus ou moins indigente. Nous répondrons d'abord qu'il serait possible d'obliger celle-ci, par une convention expresse, à laisser chaque fois en dépôt une partie du *mois* qu'elle gagne, de manière à former ainsi une sorte de cautionnement. Il est en outre une disposition légale, qu'avec l'auteur si distingué de *Paris en Amérique* nous envions beaucoup aux *États-Unis :* c'est celle qui fait de l'amende et de l'emprisonnement deux peines du même ordre, et qui veut que, pour un certain nombre de délits, l'une puisse suppléer l'autre, et réciproquement. Il est bon que nul ne puisse échapper à la responsabilité de ses actes, et que, en tel ou tel cas, l'indigence ne devienne pas une cause absolue d'impunité.

Qu'on remarque bien la différence de notre proposition avec toutes celles qui ont été faites récemment dans la Presse ou les Académies. Nous ne demandons pas, pour protéger les enfants à la nourrice, des règlements officiels, impuissants, et une surveillance directe de l'État ou de l'Administration ; nous voulons des dispositions légales qui aient leur sanction auprès des tribunaux ; nous voulons un contrat librement consenti entre les deux parties, mais dont l'accomplissement des clauses soit assuré par des dispositions formelles de la loi.

Mais les cas de force majeure ! nous dira-t-on : n'y a-t-il pas des nourrices qui tombent malades et qui ne peuvent continuer à nourrir malgré toute leur bonne volonté ? n'y a-t-il pas des circonstances où un changement de nourrice devient indispensable à la vie de l'enfant? Qui trancherait de pareilles difficultés! La réponse est bien simple. D'abord le contrat serait annulable par suite du consentement mutuel des deux parties. A défaut de ce consentement, des expertises médicales décideraient sur le différend. Qu'on ne nous objecte pas que nous créons par là, pour l'avenir, la possibilité de bien des litiges! Le mal signalé est assez grand, ses conséquences sont assez terribles à tous les points de vue, pour que la prévision de quelques difficultés de détail n'arrête point des mesures reconnues souverainement utiles.

Que reste-t-il à faire dans l'intérêt des nourrissons? Une chose vraiment importante, et ici nous sommes pleinement d'accord avec M. Husson. Il faut divulguer, partout et dans tous les rangs de la société, les premières notions scientifiques de l'hygiène de l'enfance ; démontrer à tous l'importance de l'allaitement maternel lorsqu'il est possible, celle de l'exercice à faire exécuter à l'enfant, celle du choix du maillot, de la chambre à coucher, du berceau, les graves inconvénients de l'allaitement artificiel et des aliments solides donnés prématurément, et ceux de la compassion exagérée de la mère ou de la nourrice, qui les engage à donner le sein au moindre cri de l'enfant et à tenir ainsi celui-ci, par des repas incessants, dans un état perpétuel d'indigestion, prolongé pendant un an ou quinze mois. C'est en tous ces points, répétons-le, que ressort l'importance de *l'enseignement populaire de l'hygiène.*

Enfin, à côté de l'hygiène physique, comme nous le disions dans notre dernier numéro, l'hygiène morale. Les hommes d'État commencent à se préoccuper très-sérieusement de la diminution notable qui se manifeste de plus en plus dans l'accroissement normal de la population de la France, et y voient une menace de décadence pour notre patrie. Qu'on le sache bien : la cause à laquelle on doit la diminution marquée des naissances, dans la plupart des ménages, est la même qui amoindrit la sollicitude des parents pour leurs enfants à la nourrice. C'est l'habitude générale d'un luxe exagéré et la gêne excessive qui en résulte ; c'est le besoin excessif de jouissances et la dépravation, suite nécessaire de ce sensualisme énervant. Le mal s'étend tous les jours et envahit toutes les classes de la société. Du moins, au temps de Juvenal, si les patriciennes lâches et vicieuses savaient se soustraire aux dures lois de la grossesse et de l'accouchement, les femmes des plébéiens restaient fidèles à leurs instincts et à leur rôle social :

Hœ tamen et partus subeunt discrimen et omnes
Nutricis tolerant, fortuna urgente, labores [1].

Aujourd'hui, la peur d'avoir une famille nombreuse est presque aussi grande dans les chaumières que dans les palais. Pauvres et riches se livrent sans scrupule aux mêmes spéculations. Ah ! s'il revenait, le grand satirique, de quels traits ne flagellerait-il pas notre civilisation, si contente d'elle-même ? Et ne l'a-t-il pas fait d'ailleurs par avance ? Relisez ces pages brûlantes d'indignation contre le vice , et vous verrez que la plupart des sanglantes invectives que Juvénal adressait à ses contemporains, retombent justement sur les nôtres !

Oui, ce sont les besoins du luxe et de la jouissance sans frein, et la gangrène morale qu'ils entraînent après eux, qui sont la cause de tout le mal. L'enfant devient dans bien des familles—si on peut profaner un nom aussi sacré en lui donnant une telle application—une charge, une gêne qui s'oppose aux impérieux désirs d'un sensualisme à outrance. S'il reste chez les siens, s'il grandit près d'eux, des instincts auxquels n'échappent point les animaux les plus stupides et les plus farouches, obligent bien à s'attacher à lui; mais qu'une nourrice l'emmène aussitôt après sa naissance, il est bientôt oublié, et sa mère, emportée par l'agitation des plaisirs ou des affaires, méconnaît les plus simples et les plus impérieux devoirs de surveillance. Nous n'en sommes pas encore là au fond de nos provinces arriérées ; mais ailleurs !... Malheur à l'époque et aux lieux où une jeunesse dégradée, appliquant les leçons de quelques-uns de ses maîtres et leur renvoyant ces applications comme une injure, leur crie : « Vive le matérialisme ! » Le matérialisme moral est le fils légitime du matérialisme scientifique. Oh ! non; celui-là ne troublera pas l'ordre qui, largement nourri par l'État, s'assoit à l'aise dans une bonne chaise d'où, les pieds chauds et l'estomac content, il livre au sarcasme de la foule les vieux et austères principes du spiritualisme. Mais ces paroles ne sont point perdues, elles vont remuer toutes les mauvaises passions de l'auditoire, qui n'a pas, pour demeurer tranquillement repu, d'aussi bonnes raisons. Veut-on savoir où mène

---

[1] Satire VI, vers 592 et 593.

le sensualisme pratique issu de pareilles doctrines, **nous laissons la parole à l'un des esprits les plus généreux de notre époque, Eugène Pelletan :**

« L'école de la sensation reparaît à la lumière. Un profond philosophe enseveli dans sa modestie essaie en vain de régénérer la métaphysique. Mais Voltaire a dit : « Lorsqu'un homme qui ne s'entend pas, dit une chose à une autre qui ne l'entend pas, c'est de la métaphysique ! »

» Ce trait d'esprit semble le mot d'ordre de notre génération. Quand on parle de métaphysique, autant en emporte le vent : il faut la philosophie de la matière au ramollissement de notre cerveau. Aussi, dans un livre, on définit l'homme : un tube intestinal ; on entonne un *Hosanna* à la gloire de la digestion ; que dis-je ? on ressuscite le culte asiatique du Linga, et devant la rose mystique de Vénus on fléchit le genou et on crie d'un air inspiré : *O salutaris hostia !*

» Prenons garde ! si nous confondons l'âme avec la matière, si nous la chassons de notre existence, nous chassons du même coup la croyance à l'immortalité, et avec l'immortalité la sanction de l'héroïsme et du dévouement ! »

Ah ! que M. le professeur Béchamp a bien fait, dans le remarquable discours prononcé par lui à la séance de rentrée de nos Facultés, discours que nos lecteurs ont déjà trouvé dans ce journal, de montrer, au contraire, en prenant Chaptal pour modèle, à quel degré d'amour de la patrie, d'abnégation et de dévouement à l'humanité, conduisent les glorieux principes du spiritualisme ! Les applaudissements enthousiastes de notre jeunesse ont prouvé ce jour-là combien toutes les nobles passions peuvent vibrer encore dans son cœur, et combien on doit espérer d'elle lorsqu'elle est guidée par d'honnêtes et d'austères enseignements !

Après nous être laissé entraîner à développer peut-être un peu trop longuement notre manière de voir sur la question de l'industrie nourricière, revenons à la discussion de l'Académie de médecine. Après une courte improvisation de M. Robinet, M. Devilliers a remplacé M. Husson à la tribune et a lu un long discours pendant deux séances consécutives. Nous ne pouvons entrer dans tous les détails amplement développés par l'honorable académicien ; nous nous contenterons de résumer les documents sur lesquels il s'est appuyé et les conclusions qu'il a essayé de formuler.

L'honorable académicien a voulu savoir si les chiffres de la mortalité des petits Parisiens sont en rapport avec ceux des départements. Il a étudié cette question, soit dans des publications faites par des médecins de province, soit dans des communications particulières qu'il a demandées à plusieurs de ses confrères. Les départements dont il s'est occupé sont ceux de la Seine-Inférieure, du Rhône, du Puy-de-Dôme, de l'Hérault[1] et du Doubs. Les statistiques faites dans ces diverses régions donnent les résultats les plus variables. Ainsi, dans notre département et dans celui du Doubs, qui sont des mieux favorisés, la mortalité n'est que du septième des enfants de 1 jour à 1 an. La grande aisance qui règne dans nos contrées concourt certainement beaucoup à ce résultat. La nourriture des femmes du peuple y est en général excellente; quant aux familles aisées, il est fort rare que lorsque la mère ne peut nourrir elle-même, elle ne se fasse pas remplacer par une nourrice prise dans la maison; celle-ci est d'ordinaire très-grassement payée et très-surveillée. Au Hâvre, dans l'Isère et dans le Rhône, la proportion de la mortalité pendant la première année est du cinquième des naissances. Cependant Lyon possède une organisation quasi-officielle du service des nourrices, dont M. Devilliers a dit grand bien à l'Académie. Les règlements, dont la dernière rédaction date du 27 novembre 1855, consacrent la responsabilté des directeurs des bureaux de placement vis-à-vis des familles et des nourrices, attachent officiellement à chaque bureau des médecins et des inspecteurs, exigent de la part des nourrices certaines formalités et certains engagements de nature à présenter aux parents toutes les garanties, et établissent diverses pénalités contre les agents de l'industrie nourricière qui s'écartent des prescriptions du règlement. Cette organisation lyonnaise se trouve exposée dans un opuscule de M. le Dr Dulin, intitulée : *Des bureaux de placement des nourrices, de leur importance et de leur organisation.*

M. Devilliers termine et résume ainsi l'ensemble de son important mémoire :

---

[1] Les renseignements qui concernent le département de l'Hérault ont été fournis à M. Devilliers par notre très-estimable confrère, M. A. Dumas de Cette. Ces documents importants seront publiés dans notre prochain numéro.

« Il ressort de ce que j'ai exposé dans ce travail, que l'allaitement et surtout l'alimentation mal dirigée chez les enfants en bas âge et le défaut de soins de la part des nourrices, l'absence souvent complète de surveillance de ces femmes, sont une des principales causes de l'élévation du chiffre de la mortalité chez ces enfants ; que le commerce des nourrices est livré trop souvent à lui-même, n'est pas l'objet de mesures assez générales ni d'une répression assez sévère.

» Que là où la surveillance a lieu, elle est le plus souvent illusoire, à cause de la manière dont elle se fait, de la rareté beaucoup trop grande des visites, soit des inspecteurs, soit des médecins; de la trop grande modicité de la rémunération qui est accordée à ceux-ci; que sans nuire à la liberté individuelle, l'administration supérieure, qui a déjà adopté des mesures générales si utilement conseillées par la science, pourrait facilement interposer son autorité dans l'intérêt des enfants du premier âge, en contraignant les administrations de chaque département et de chaque commune à exercer une surveillance régulière et efficace sur l'élève de ces enfants, et en instituant partout une vérification des décès qui en serait le complément. Je crois que le jour où les femmes chargées d'élever des enfants sauront que l'Autorité veille sur leurs actions et surtout qu'une pénalité leur est applicable, non-seulement elles s'occuperont avec plus d'attention du dépôt qui leur est confié par les familles, et que celles qui, dit-on, étaient connues pour exercer l'horrible métier de laisser mourir les enfants, n'oseront plus commettre, ouvertement du moins, ce qui pour elles n'était plus un crime. »

Le débat est loin d'être clos, et nous aurons lieu le mois prochain d'y revenir, peut-être même longuement.

Dans les intervalles de la grande discussion dont nous venons de rapporter les diverses phases, plusieurs communications intéressantes ont été faites à l'Académie ; nous allons maintenant nous en occuper.

La grave question de l'inoculation des tubercules a amené une nouvelle communication de M. Villemin et un travail de M. Lebert lu par M. Bergeron.

Nos lecteurs se rappellent le premier mémoire de M. Villemin et les curieuses expériences par lesquelles l'honorable agrégé du Val-de-Grâce prétendait avoir démontré la possibilité de l'inoculation du tubercule chez les lapins. En rendant compte de ce travail dans le *Montpellier médical*, nous ne nous dissimulions pas toute son importance ;

cependant, vu la difficulté du problème soulevé, nous demandions un supplément d'instruction. C'est là ce que M. Villemin est venu apporter tout récemment.

Comme par le passé, notre honorable confrère a surtout expérimenté sur le lapin. Parmi 9 lapins inoculés avec du tubercule de provenance humaine, un seul s'est montré indemne. De sorte que si on joint ces 9 animaux à 15 autres dont M. Villemin avait déjà parlé, on a un total de 22 lapins sur lesquels 2 seulement ont échappé aux conséquences de l'inoculation du tubercule pris sur l'homme. L'agrégé du Val-de-Grâce a encore inoculé avec succès, au lapin, des tubercules recueillis sur la vache et sur d'autres lapins. Enfin il a réussi ses inoculations en s'adressant au cochon d'Inde. Mais sur le chien, sur le chat, sur le mouton, sur les oiseaux, il n'a guère eu que des insuccès. Prévoyant l'objection qu'on peut tirer contre lui de ces derniers faits, notre honorable confrère se tire d'embarras en disant que la tuberculose n'exerce ses ravages que sur un nombre limité d'espèces zoologiques. En dehors de l'homme, il n'y aurait à peu près que le singe, la vache et *peut-être le lapin* qui offriraient des exemples incontestables de phthisie tuberculeuse. Les soi-disant tubercules trouvés sur la plupart des autres espèces animales seraient, en grande partie, des lésions déterminées par des parasites ou indirectement provoquées par eux.

Inutile d'insister de nouveau aujourd'hui, pour faire ressortir tout l'intérêt qui s'attache à de telles expériences et tous les éloges qui sont dus à M. Villemin pour sa persistance dans la curieuse voie expérimentale où il est entré. Mais nous ne pouvons cependant cette fois encore nous déclarer pleinement convaincu, alors même que les expériences de M. Villemin sont corroborées par une importante autorité, celle de M. Lebert.

Le professeur de Breslau a eu recours à l'injection sous-cutanée. La matière tuberculeuse était délayée et triturée avec de l'eau distillée. A la suite de cette injection faite sur des lapins ou des cochons d'Inde, le savant micrographe a trouvé des tubercules dans les poumons, dans le foie, dans la rate, etc. L'examen au microscope a démontré l'identité de ces tubercules avec ceux de l'homme.

«La transmissibilité des tubercules par contact et absorption provoquée, dit en terminant M. Lebert, prouve qu'il ne s'agit pas là d'un simple travail phlegmasique qui s'est répandu et propagé de proche en proche, mais d'un élément spécial et propre à la maladie tuberculeuse, comme il existe pour la variole, la syphilis et la morve.»

A nos yeux, pour être jusqu'à un certain point en droit d'étendre à l'homme les conclusions expérimentales de MM. Villemin et Lebert, il faudrait les vérifier sur de grands mammifères, et spécialement sur la vache et le singe, si disposés à la phthisie. M. Villemin nous offre cette contradiction singulière qu'il doute lui-même que le lapin, sur lequel il expérimente, puisse avoir spontanément la phthisie, et qu'il s'appuie, pour expliquer ses tentatives négatives chez le chien, le chat et le mouton, sur ce fait admis par lui que ces animaux sont indemnes des tubercules. Il faut plus que l'affirmation d'un seul homme pour repousser celle de tous les savants qui prétendent avoir trouvé des tubercules sur des animaux que M. Villemin proclame en être toujours à l'abri. Qu'est-ce qui prouve sans réplique que tous ces produits «de consistance caséeuse, plâtreuse et crétacée», dont parle l'honorable agrégé du Val-de-Grâce, et qu'il dit lui-même avoir été pris pour des tubercules par beaucoup d'observateurs, n'en étaient pas et étaient simplement des lésions provoquées par des parasites? A-t-il fait assez d'expériences pour tenir tête à la foule de ses adversaires? Et le tubercule est-il d'ailleurs suffisamment distinct à l'examen du microscope, pour qu'on puisse faire de cet examen un critérium définitif et sans réplique? Je passe que le savant M. Lebert soutienne cela, s'il croit encore à l'existence de la cellule tuberculeuse; mais cette opinion est aujourd'hui, à tort ou à raison, singulièrement battue en brèche. S'il n'y a plus dans tous les tissus prétendus hétéromorphes que des dégénérescences du tissu conjonctif, comme le veut l'École de Virchow, on peut douter que le microscope donne des caractères pathognomoniques suffisants pour qu'on s'incline devant sa seule autorité.

Si les choses se passaient chez l'homme, dirons-nous, en répétant les objections déjà émises par nous au mois de janvier dernier, comme elles semblent se passer chez le lapin, la tuberculisation acquise serait, il me semble, bien plus fréquente. Il est peu de médecins, par exemple, qui n'aient touché des tubercules avec des mains excoriées, et peu d'individus qui n'aient mangé, sans s'en douter, des tissus d'animaux semés de tubercules. Mais ce n'est pas tout : on trouve au moins quelques tubercules dans le plus grand nombre des cadavres. Or, si un peu de matière tuberculeuse insinuée sous la peau, multiplie si vite et si énergiquement les tubercules dans tout le corps, comment des tubercules placés au milieu des organes ne pulluleraient-ils pas à l'infini, et comment, dès qu'il y a un tubercule dans le poumon, n'y en aurait-il pas bientôt mille?

Nous restons donc encore, en présence de la nouvelle communication de M. Villemin, comme en présence de l'ancienne, non incrédules, mais doutant jusqu'à plus ample informé. Aussi nous appelons de tous nos vœux la lumière, et nous espérons qu'elle se fera.

C'est une tout autre face de la grande fonction de l'absorption qui fait le sujet de la lecture de M. Demarquay. Cette lecture a roulé sur *l'absorption par les plaies*, et a fourni, sur le sujet, des données intéressantes, je le veux bien, mais en somme fort peu neuves. Que les plaies absorbent les substances solubles déposées sur elles, on n'avait pas attendu les expériences de M. Demarquay pour le savoir. Quant à la rapidité de cette absorption, elle avait été démontrée aussi plusieurs fois, et cela, si nous ne nous trompons, avec le même agent qui a été employé par M. Demarquay, l'iodure de potassium. Ainsi, le court intervalle de 4 à 8 minutes, constaté par l'honorable chirurgien entre le dépôt de la solution iodurée sur les plaies et l'élimination par la salive, ne surprendra personne, et cet intervalle a paru même plus court à d'autres expérimentateurs.

Nous n'insistons donc pas longuement à cet égard, et nous préférons en arriver vite à un court mais effrayant rapport officiel de M. Depaul, sur une communication de MM. les Drs Closmadeuc et Denis, relative à plus de 100 enfants qui auraient été atteints de syphilis vaccinale, dans le département du Morbihan.

Une sage-femme des environs de Vannes avait reçu le 20 mai 1866, de la préfecture, du vaccin sur plaques, avec lequel elle inocula d'abord deux enfants d'une santé excellente ; puis, avec le vaccin de ces deux enfants, beaucoup d'autres, au nombre d'une centaine environ. Or, la syphilis aurait apparu sur un grand nombre de ces malheureuses créatures.

L'autorité, émue à juste titre du récit de ces déplorables événements, a envoyé en mission sur les lieux MM. Depaul et Henri Roger, pour procéder à une enquête scientifique. Voici les conclusions de ces deux savants confrères :

« 1° Plusieurs des enfants qui ont été soumis à notre examen, étaient bien réellement atteints de syphilis secondaire ;

» 2° Il nous paraît impossible d'expliquer leur contamination autrement que par la vaccination, et ce sont bien là des cas de syphilis vaccinale que nous avons eus sous les yeux ;

» 3° Quant à l'origine du virus syphilitique, il nous paraît très-probable que c'est dans le liquide vaccinal envoyé par la préfecture de Vannes, qu'il faut la placer. »

Ces faits vraiment déplorables sont de nature à rendre les vaccinateurs de plus en plus circonspects dans leur pratique. Ceux-ci ne doivent pas oublier toutes les précautions qui leur ont été recommandées dans une importante discussion de l'Académie, sur laquelle naguère le *Montpellier médical* a longtemps insisté.

Nous terminerons le compte-rendu des séances de l'Académie de médecine, en résumant un autre rapport lu devant la docte assemblée. Ce rapport a eu pour auteur M. Barth, et pour objet une communication de M. Régis d'Auterive, intitulée : *Quelques réflexions sur la thérapeutique du catarrhe des bronches, en vue d'instituer un traitement méthodique de cette affection.*

L'honorable M. Régis a fait confectionner des bols composés de baume de Tolu, de myrrhe, d'essence de plusieurs labiées, de camphre et d'iode, ayant pour excipient la cire jaune. Ces bols, placés dans la bouche, y conservent leur solidité et abandonnent peu à peu à la salive et à l'air leurs principes constituants. Ils doivent être maintenus dans la bouche jour et nuit ; le malade est sollicité de respirer surtout par la bouche, et d'utiliser soigneusement par la déglutition tout le mucus salivaire, dont la quantité se trouve augmentée par l'action du remède sur les glandes qui l'élaborent.

Ce procédé aurait, d'après son auteur, le grand avantage de constituer un mode particulier d'inhalation médicamenteuse. Les vapeurs iodées et balsamiques, se mélangeant à l'air inspiré, exercent une action directe et topique sur la muqueuse des bronches.

Quelques essais tentés par M. Barth avec le moyen médicamenteux dont nous parlons, ne paraissent pas lui avoir donné un grand résultat, et l'honorable rapporteur n'a, pour recommander le *traitement méthodique* de M. Régis, que les observations de ce médecin lui-même.

Nous ne sommes pas plus heureux que M. Barth; aussi notre critique doit-elle faire ses réserves. Nous nous préoccuperions un peu d'ailleurs de l'obligation où M. Régis met ses malades, de tenir jour et nuit dans leur bouche un de ses bols médicamenteux. Cette opération est-elle toujours sans danger pendant le sommeil, et n'expose-t-elle pas de temps à autre le malade à une trachéotomie nécessitée par le trop d'empressement du bol médicamenteux à se rapprocher de la muqueuse qu'il doit guérir? Pendant la veille, le remède de l'honorable M. Régis n'a plus que l'inconvénient d'être peu favorable à l'exercice de la précieuse faculté par laquelle l'homme se met en rapport avec ses semblables. Pythagore l'eût vivement recommandé à ses disciples. Enrhumés ou non, ceux-ci y eussent trouvé un précieux secours pour les aider à supporter les exigences de ce noviciat de sept ans, qui fit prédominer de beaucoup, parmi les sectateurs du grand philosophe, le nombre des Grecs sur celui des Grecques.

L'activité scientifique de M. Dareste est telle, qu'il nous contraint à lui consacrer presque chaque mois une partie de notre chronique. Résumer ses travaux, constitue déjà pour nous un travail. Cessez d'expérimenter, ou nous cessons d'écrire! sommes-nous prêt à lui dire, en empruntant le langage de Boileau au grand-roi. L'étude des monstres lui fournit un fonds inépuisable d'où il tire les plus jolies choses du monde,... au point de vue de la science, bien entendu. Son dernier travail, par lequel nous commencerons ce mois-ci le résumé des séances de l'Institut, a pour objet des recherches sur la dualité primitive du cœur, et sur la formation de l'aire vasculaire dans l'embryon de la poule. Les études tératologiques du savant professeur de Lille l'avaient conduit depuis longtemps à soupçonner, ainsi que M. Serres l'avait fait avant lui, que le cœur résulte de l'union de deux blastèmes qui, d'abord complètement séparés, ne tardent pas à se réunir sur la ligne médiane. M. Dareste avait constaté, en effet, dans un certain nombre d'embryons monstrueux, l'existence de deux cœurs complètement séparés, séparation dont on ne pouvait se rendre compte que par la permanence d'un état primitif. En poursuivant ses recherches dans cette direction, il a constaté, conformément aux prévisions de M. Serres et aux siennes, que la dualité du cœur constitue l'état normal, mais pendant une période tellement courte, qu'elle a échappé à tous les observateurs.

Des observations pluviométriques et de leur importance pour procurer des eaux potables aux populations agglomérées! Sous ce titre pompeux, un savant distingué, M. Grimaud (de Caux) conseille purement et simplement de construire un grand nombre de citernes.

Ah! qu'en termes galants ces choses-là sont dites!

D'après l'honorable M. Grimaud, il y a en France une foule de communes qui boivent de très-mauvaise eau et qui pourraient en boire de bonne, si leurs habitants voulaient bien recueillir celle qui tombe du ciel ou à peu près sur le toit de leur maison. A défaut de la bonne volonté des dits habitants, une administration municipale jalouse de se montrer à la hauteur de sa mission, doit ramasser l'eau qui cheoit sur les édifices publics.

Cette prévoyance, digne de celle de la Fourmi, mérite tout éloge ; le conseil donné par M. Grimaud est excellent, mais y a t-il là une découverte digne de retentir à la tribune de l'Institut, et par là dans le monde entier? Nous en doutons. Ce que recommande M. Grimaud (de Caux) est déjà appliqué, en plus d'un endroit, sur une large échelle, et Venise, en particulier, si nous ne nous trompons, ne consomme guère que de l'eau de citerne. Notre honorable confrère, qui d'ailleurs en d'autres circonstances a fait d'utiles travaux, nous paraît un peu ici avoir découvert la Méditerranée. Ce qui lui appartient en propre dans sa communication, c'est l'évaluation des dimensions à donner aux *citernes municipales.* Il engage à prendre pour guide les moyennes trimestrielles d'eau tombée. Ce culte des moyennes a déjà fait commettre pas mal de bévues en hygiène, en thérapeutique et en pathologie. Qui dit moyenne, dit une quantité qui se réalise fort rarement dans l'application ; les chiffres réels sont presque toujours au-dessus ou au-dessous. Il en résulte que les corps municipaux qui prendraient, dans la construction de leurs citernes, la base que leur recommande M. Grimaud, risqueraient d'avoir d'ordinaire, ou trop d'eau, ce qui n'est pas un grand malheur, ou pas assez, ce qui menacerait d'une soif générale leurs administrés. Il me semblerait préférable de se guider, pour l'édification des dites citernes, sur la quantité *minima* d'eau de pluie qui peut tomber dans la commune. Mieux vaut, en effet, dans une pareille circonstance, pécher par excès que par défaut.

Une découverte du genre de celle de M. Grimaud a été faite par M. Brierre de Boismont : « Il existe, annonce ce dernier à l'Académie, une variété de l'aliénation mentale dans laquelle les malades peuvent s'exprimer avec toutes les apparences de la raison, et qu'on a désignée sous le nom de *folie raisonnante* ! » Franchement, on ne se demandera pas qui sait cela, on se demandera qui l'ignore.

L'honorable M. Brierre de Boismont, qui est d'ailleurs un aliéniste fort distingué, et qui a, dans l'importante branche des sciences médicales à laquelle il s'est consacré, fait de remarquables travaux, continue ainsi :

« Un caractère différentiel important doit être établi entre les individus sains d'esprit et les fous raisonnants : les premiers, quand ils ne sont pas criminels, repoussent en général les mauvaises impulsions, ou s'en repentant quand ils sont entraînés. » — Nous désirerions savoir ce qu'est un homme qui n'est pas criminel et qui, sain d'esprit, cède aux mauvaises impulsions ! Franchement, après une telle définition n'est-il pas difficile de distinguer les honnêtes gens des scélérats ? — Notre honorable confrère, termine par les conclusions suivantes : « Lorsque le fou raisonnant dissimule ses conceptions délirantes, fait naître le doute, ne commet pas d'actes nuisibles, le seul parti à prendre est de le laisser en liberté. »

Je demande qui oserait proposer d'enfermer un fou aussi sage que celui-là ! Où puiser des éléments de conviction contre l'individu qui non-seulement ne commet pas d'actes nuisibles, mais encore « dissimule ses conceptions délirantes» ? Si une telle personne était à la merci du certificat d'un médecin aliéniste, qui donc ne pourrait pas être accusé de *folie raisonnante* et qui serait sûr de ne pas aller coucher le soir dans une maison de fous ?

Vraiment nous ne comprenons pas le besoin qui existe chez plusieurs d'aborder la tribune de l'Académie des sciences, pour révéler au monde savant tout ce qu'il sait déjà. Le piquant de l'expression et le charme du style peuvent rajeunir une idée déjà vieille; mais ce n'est

point, à notre avis, uniquement par ces qualités, d'ailleurs fort estimables, que doivent marquer les communications faites à l'Institut.

A celle de M. Hermary ne manque pas l'invention. Non content du
rôle considérable que l'on a déjà fait jouer à l'ozone, ce savant en
ajoute une fort imprévue. Passe encore de faire intervenir ce gaz dans
la pathogénie du choléra ! une telle hypothèse, déjà emise plusieurs fois,
ne vaut ni mieux ni moins que toutes les autres *ejusdem farinæ*. Mais
la révélation scientifique, c'est de rapporter à l'ozone les générations
spontanées. Voilà un important appoint pour les doctrines de MM. Joly,
Pouchet et Musset !

Revenons à la science sérieuse. Sous ce titre : *De la résection
coxo-fémorale*, M. Ch. Sédillot a adressé une note que nos lecteurs
liront certainement avec intérêt, et que nous allons résumer en quelques mots.

Le professeur de Strasbourg a pratiqué récemment une résection
coxo-fémorale dont l'observation a été recueillie par M. le docteur
Isaac, et consignée par lui dans sa thèse inaugurale. A ce propos,
M. Sédillot émet des réflexions fort dignes de sa haute réputation
chirurgicale.

Les résections coxo-fémorales pratiquées pour des lésions traumatiques sont très-graves; il n'en est plus de même pour celles qui sont
effectuées à l'occasion des affections chroniques; en ce cas, les syno-
viales n'existent plus, elles sont converties en surfaces plus ou moins
épaisses, endurcies, revêtues d'une membrane pyogénique qui s'oppose
aux infiltrations et aux résorptions purulentes. Le procédé opératoire
choisi par M. Sédillot est d'ailleurs pour beaucoup dans la simplicité et
le succès de l'opération.

On conseille généralement de luxer la tête du fémur. Malgaigne
croyait en outre indispensable d'enlever le grand trochanter, et avait
fondé son opinion sur la nécessité de diviser largement les parties
molles, pour obtenir le déplacement de la tête fémorale et en permettre
l'excision. M. Sédillot, au contraire, pense qu'il est facile d'atteindre
le col et de réséquer la tête du fémur sans l'avoir préalablement luxée.
Les désordres sont ainsi beaucoup moindres. Les parties molles articu-
aires, presque intactes, maintiennent l'extrémité fémorale, et aident à la

reconstitution d'une nouvelle jointure, en fixant les os dans des rapports peu éloignés.

Reste à établir les indications de l'opération. M. Sédillot est fidèle à l'axiome : ni trop tard ni trop tôt, et voici à quoi il reconnaît l'opportunité : « Si les os sont cariés, dit-il, et que les mouvements pendant l'anesthésie dénotent des surfaces dénudées et rugueuses, si la suppuration est abondante, les accès d'intoxication putride (fièvre hectique) fréquents, les douleurs très-vives malgré le redressément articulaire (réduction), l'appétit et le sommeil perdus, l'émaciation rapide, le temps nous paraît arrivé de recourir à la résection.»

Il nous semble, en d'autres termes, que les symptômes généraux priment ici l'état local, et que c'est le degré de l'émaciation qui oblige surtout à intervenir et à débarrasser l'organisme d'une lésion profonde, source des plus graves accidents.

Voici maintenant une note de M. Melsens, présentée par M. Dumas, qui offre un intérêt réel au point de vue de la thérapeutique ophthalmologique. Il s'agit d'une application du principe de la transparence des métaux, et de l'*affaiblissement des rayons du soleil au foyer des lunettes, par le moyen des verres dorés ou argentés*, — affaiblissement déjà signalé d'ailleurs par M. Foucault.

M. Melsens, à la suite d'une ophthalmie traumatique énergiquement et heureusement combattue, avait conservé une photophobie assez prononcée. Il s'est d'abord servi des lunettes de mécanicien de trains de chemin de fer, lunettes munies de verres noirs, dont il a encore affaibli la transparence par la superposition de verres verts. Puis il a comparé avec l'effet de ces lunettes, celui de conserves munis de verres d'un bleu pâle, en couvrant leur surface par une simple feuille d'or ou d'argent appliquée mécaniquement, et il a donné la préférence à ces dernières. Il a constaté que la lumière transmise dans ces conditions était d'une douceur particulière, surtout lorsqu'elle avait traversé l'or. En ce dernier cas elle était plus vive que celle tamisée par les doubles verres colorés dont nous avons parlé, et cependant M. Melsens la trouvait plus agréable et moins fatigante....Quelle belle et bonne chose que l'or ! voilà qu'il ne peut pas toucher même à la lumière sans embellir et rendre plus doux ses rayons !

M. Melsens pense, en terminant, et nous nous rallions volontiers à ses conclusions, « que l'usage des lunettes dorées ou argentées pourra rendre service dans les cas de photophobie. L'industrie saura, sans nul doute, réaliser facilement la fabrication de verres dorés et argentés ou recouverts d'un alliage de ces métaux. »

Encore des découvertes d'ossements fossiles ! Si on les a niés à une époque, on sera bien forcé, paraît-il, d'y croire à la fin unanimement. Il est vrai que les sceptiques ont toujours le refuge de contester l'âge du terrain géologique, ou de prétendre que les os humains ont pu être englobés par diverses causes dans des terrains antérieurement formés. Telle n'est pas l'opinion de M. Faudel, qui vient de faire présenter par M. d'Archiac une note *Sur la découverte d'ossements humains fossiles dans le lehm alpin de la vallée du Rhin à Éguishem, près Colmar.* Les os trouvés sont un frontal et un pariétal droits, tous deux presque entiers, pouvant s'adapter en partie l'un à l'autre et appartenant au même crâne. Ils ont été découverts dans le lehm au voisinage d'ossements quaternaires (cerfs, bisons, etc.). Ils happent à la langue, présentent la même coloration blanche que les ossements d'animaux, et paraissent avoir subi des altérations identiques de texture et de composition. Leur développement, leur forme et l'ossification prononcée des sutures, prouveraient qu'ils proviennent d'un sujet adulte et d'une taille moyenne.

Quoique le sujet traité par M. Faudel ne soit pas tout à fait de notre compétence, nous avons eu plusieurs fois à exprimer à son égard notre manière de voir. Nous nous sommes complétement rallié à l'opinon émise par l'ancien doyen de notre Faculté des sciences, aujourd'hui professeur à la Sorbonne, le savant M. Paul Gervais. Nous estimons donc que, tout en assignant à la première apparition de l'homme sur la terre une ancienneté supérieure aux récits de l'histoire, on ne saurait encore admettre d'une manière sûre qu'il a été le contemporain des animaux d'espèces anéanties, auxquelles Cuvier faisait déjà allusion lorsqu'il repoussait l'assertion émise, il y a déjà trente-sept ans, par MM. Tournal, de Christol et Marcel de Serres, au sujet de l'enfouissement simultané de l'homme et des grands mammifères dans les cavernes qu'ils ont décrites. Nous ne croyons pas qu'aucun fait bien authentique ait encore démenti l'assertion de Cuvier et de M. Gervais.

Nous aimons d'habitude à terminer cette chronique en signalant les ouvrages saillants qui ont paru pendant le mois écoulé. Cette fois nous ne manquerons certainement pas à cet usage, puisque nous avons à parler d'une œuvre vraiment magistrale et appelée à faire du bruit dans le monde médical. Nos lecteurs ont deviné qu'il s'agit du nouveau livre de M. Émile Chauffard [1], le profond penseur dont nous avons déjà, à plusieurs reprises, analysé ici les importantes productions scientifiques.

Les révolutions continuent à se faire vite de nos jours, surtout dans notre science. Au long quiétisme des dogmatiques, au culte exagéré de la tradition, succède de plus en plus l'individualisme le plus absolu et le scepticisme à outrance ; à l'amour exagéré de la synthèse, l'amour exagéré de l'analyse !

Combien peu de temps il y a encore, — c'était hier à peine, — que nous nous plaisions à signaler chez nos contemporains un retour vers les idées générales et philosophiques ! Les grands esprits s'y jetaient avec passion ; les discussions de l'Académie de médecine ne pouvaient sortir du domaine de la pathologie générale. Tout y ramenait la docte assemblée : c'était l'époque où les Trousseau, les Bouillaud, les Malgaigne, les Bousquet, les Parchappe, les Piorry, etc., agitaient sans cesse entre eux, avec les accents d'une rare éloquence, les difficiles problèmes de la vie et de la maladie, problèmes toujours posés, jamais complétement résolus, problèmes à la solution desquels aspire sans cesse cependant toute intelligence élevée et puissante !

Mais en un très-petit nombre d'années, quel changement ! Notre génération médicale s'est tout à coup arrêtée dans la voie féconde où, après bien des hésitations, elle était entrée, et a rebroussé chemin avec effroi. On a vu presque subitement les *jeunes*, impatients et irrespectueux, imposer silence à leurs maîtres. Infortuné burgraves, ce sont eux qui tremblent devant Hatto, leur fils dégénéré. « A quoi sert, s'écrie celui-ci, de discuter sur des données que les sens ne fournissent pas ! » C'est ainsi que le positivisme envahit tout en France, et dessèche tout. Ses progrès, sensibles aujourd'hui, sont marqués par ceux de la décadence de notre art. Ne jette-t-il pas d'ailleurs lui-même le cri

---

[1] *De la spontanéité et de la spécificité dans les maladies ;* par P.-Em. Chauffard, agrégé libre de la Faculté de médecine de Paris. — Chez Germer Baillière, 1867.

d'alarme? Repoussant les traditions qui faisaient la gloire et la supériorité de la médecine française, dédaignant cette grandeur qui nous est légiti- mement échue par les labeurs du passé, il courbe la tête devant la supériorité qu'il reconnaît piteusement à l'orgueilleuse Allemagne.

Honneur donc aux esprits d'élite qui luttent contre ces déplorables tendances, à ceux qui combattent avec énergie, sinon avec le succès du moment, et qui veulent maintenir la prééminence de notre patrie en donnant à sa science non un caractère d'emprunt, mais celui que les gloires du passé ont consacré. Parmi ceux-là, au premier rang, il faut placer les maîtres de l'École de Montpellier; il faut placer encore avec eux cet esprit vigoureux et hardi, plein de sève et de logique, qui ne craint pas de lutter au milieu même du camp ennemi : **M. Émile Chauffard.**

L'athlète reparaît aujourd'hui dans l'arène avec un nouveau livre dans lequel il cherche à élucider deux des plus importants problèmes de notre science : la spontanéité et la spécificité morbides.

Certes, de telles questions ont déjà été traitées à Montpellier de main de maître. M. le professeur Dupré en a fait le sujet d'une remar- quable thèse de concours ; M. le professeur Jaumes y a consacré des leçons dont le souvenir ne s'effacera jamais de notre mémoire. Notre collègue **M.** Cavalier, enfin, les a développées à son tour dans une thèse de concours qui fit et méritait de faire sensation. Œuvre magis- trale d'un esprit solide, ce travail est certainement digne de sa répu- tation.

La connaissance que nous avions déjà de toutes ces publications, ne nous a pas empêché de porter un intérêt soutenu à la lecture du livre de **M.** Chauffard.

Ce qui y frappe tout d'abord, c'est le charme du style. Jamais peut- être cet écrivain si justement apprécié n'avait aussi bien réussi. La phrase est limpide, nette, harmonieuse. Elle contient les mots justes, et rien de plus. Et cependant elle n'est ni sèche ni froide; d'élégantes métaphores dissimulent la sévérité du sujet, et en charmant l'esprit satisfont en même temps la plus austère raison. A ce seul point de vue, le livre de l'honorable agrégé de Paris est déjà un chef-d'œuvre.

Mais ce n'est pas seulement la forme que nous louerons, c'est le fond : prendre le sujet à ses premiers principes et le conduire à ses dernières déductions; l'éclairer par de nouvelles conceptions; rajeunir les idées déjà émises par la manière de les exprimer et par cette sorte de *prolifération* de pensées,—hasardons le mot—habituelle aux grandes intelligences; être logique et judicieux avant tout, tel est le mérite de M. Chauffard, dans le livre qu'il offre aujourd'hui au public médical.

L'analyse de cet ouvrage est difficile, sinon impossible. Chaque phrase est tellement liée à la phrase précédente, chaque paragraphe à l'autre paragraphe, chaque chapitre à l'autre chapitre, que tous les intermédiaires sont nécessaires à qui veut saisir l'ensemble. C'est un tout dont on ne peut, sans grave préjudice, détacher une partie.

Nous nous contenterons donc de faire connaître le plan qui a guidé le savant agrégé de Paris.

Pour en arriver à la notion de spécificité, l'auteur étudie d'abord la spontanéité vitale et la spontanéité morbide, qui, aux yeux de quelques-uns, sont l'opposé. Il réfute les objections élevées contre la doctrine de la spontanéité vitale, et passe en revue les formes et les conditions de cette activité de l'organisme, en l'envisageant dans la série des êtres vivants, depuis le végétal jusqu'à l'homme, et en la mettant en rapport avec le monde inorganique. La maladie est une forme de la vie. Les lois de la spontanéité morbide découlent donc de celles de la spontanéité hygide. M. Chauffard examine l'influence des causes occasionnelles des maladies sur la manifestation des actes de la spontanéité morbide.

Il en arrive alors aux affections spécifiques, qu'il sépare des maladies par intoxication, et passe en revue les théories diverses proposées pour expliquer la pathogénie de ces affections. Ces théories sont assez nombreuses; ce sont celles des semences spécifiques, des fermentations, de cette prétendue action catalytique des virus, qui n'est qu'un mot couvrant une hypothèse creuse. Par la réfutation de toutes ces théories, l'auteur prouve que les maladies spécifiques rentrent dans les lois ordinaires de la pathogénie, et qu'elles peuvent être spontanées. C'est là le nœud de la question, ce qui rattache la première partie à la seconde, ce qui fait voir la beauté du plan suivi par M. Chauffard, parti de la spontanéité pour en arriver à la spécificité.

L'auteur poursuit sa tâche en envisageant les caractères propres des produits spécifiques, et leur rôle dans l'évolution des maladies du même ordre. Enfin, il rattache à l'ensemble plusieurs questions de détail qu'il traite successivement. Pourquoi, se demande-t-il, les virus et les

— 94 —

miasmes n'agissent-ils pas en proportion de leur masse ? pourquoi la nécessité d'une incubation ? pourquoi, enfin, l'immunité acquise par une atteinte antérieure? Quelle est la possibilité de la transformation de malades communes en maladies spécifiques? qu'est-ce enfin que le remède spécifique ?

M. Chauffard termine par des conclusions dont nous sommes heureux de pouvoir détacher une page :

«J'ai hâte de terminer, dit-il, une étude que le lecteur doit trouver déjà longue. Je la résumerai par ces brèves propositions : La cause occasionnelle des maladies spécifiques peut appartenir à des faits d'ordre commun comme à des faits d'ordre spécifique; elle peut même faire absolument défaut. Le caractère propre et nosologique des maladies spécifiques ne saurait donc être fourni par la cause extérieure et occasionnelle de ces maladies. La maladie spécifique a pour cause essentielle une conception ou génération morbide spécifique au sein de l'activité vivante. Cette conception spécifique se développe en une évolution morbide à caractères déterminés; c'est l'ensemble de ces caractères qui traduit à l'observation l'idée et la réalité de l'état spécifique. Or, ces caractères, à les considérer dans la cause première et dans l'enchaînement des actes successifs de la maladie, ont un représentant manifeste et qui les élève à leur plus haute expression : c'est le produit spécifique, aboutissant de l'évolution spécifique, réalisation visible de la spécificité morbide. On peut donc logiquement résumer en un tout les caractères essentiels de la maladie spécifique, et nous arrivons ainsi à cette définition, que l'on nous permettra de reproduire : La maladie spécifique, quelles que soient ses causes occasionnelles, est celle qui se manifeste et se juge par la création et l'émission de produits spécifiques, c'est-à-dire, capables de transmettre à un organisme sain la maladie dont ils sont le signe et le produit. A côté de cette définition, nous rappellerons le fait important qui en découle, à savoir : que toute maladie spécifique est par cela même transmissible et contagieuse. La conséquence est forcée, à moins d'admettre que la maladie spécifique puisse exister sans produit spécifique, c'est-à-dire, sans le caractère propre qui la fait spécifique; et, d'un autre côté, que serait un produit spécifique s'il n'était transmissible? Où trouverait-on sa marque vraie et irrécusable, et comment le distinguerait-on des produits organiques communs ?

Dire qu'aucune objection ne s'est présentée à notre esprit, à la lecture de ce remarquable livre, ce serait trop. Les questions qui y sont traitées sont trop vastes, trop capitales, trop difficiles, pour que la solution offerte par **M.** Chauffard puisse être, dans tous les cas, acceptée sans discussion. Nous avouons, en particulier, ne pas admettre facilement la transformation possible des maladies communes en maladies spécifiques, malgré l'argumentation habile par laquelle le médecin de Paris cherche à l'établir. Mais des divergences de détail, sur lesquelles il est inutile d'insister, ne nous empêchent pas de rendre à l'ensemble une complète et éclatante justice. Pourquoi d'ailleurs s'appesantir sur quelques nuances, alors qu'on est complètement d'accord sur toutes les grandes lignes? Ce n'est pas une critique aigre et envieuse, ce sont des éloges chaleureux et mérités, que nous sommes heureux d'insérer dans ce Journal.

Un mot en terminant : L'auteur qui vient d'ajouter le livre sur la *Spontanéité et la spécificité dans les maladies,* à ses *Principes de pathologie générale,* si vivement remarqués et applaudis, il y a quelques années, le grand penseur pour lequel aucun des points de la philosophie de notre science ne demeure obscur ; l'élégant écrivain qui sait joindre tous les charmes du style à la vigueur des conceptions, et qui rend attrayantes les questions les plus arides, nous paraît, par la force des choses, appelé à la chaire de pathologie générale, vacante dans la Faculté de médecine de Paris. De vagues rumeurs qui sont arrivées jusqu'au fond de nos provinces, nous le font sérieusement espérer. L'entrée de **M.** Chauffard dans la Faculté de médecine de Paris — trop injustement battue en brèche en ce moment, — serait un grand événement et peut-être l'heureux signal d'une utile révolution scientifique.

G. Pécholier.

JANVIER

Nous sommes de ceux qui espèrent beaucoup de la discussion actuellement ouverte devant l'Académie de médecine sur l'*Industrie des nourrices* et la *Mortalité des nourrissons*, mais notre espérance n'est pas semblable à celle de plusieurs. A nos yeux, ce n'est ni un vote de l'illustre assemblée, ni même un décret du gouvernement qui sauveront la situation. Le grand avantage que nous voyons à tous les discours, à toutes les communications, à tous les rapports où l'on a signalé et où l'on signale encore les criants abus du moment, c'est le retentissement que tout ce bruit a dans l'opinion publique. Il faut en effet que nul ne l'ignore : ce n'est pas seulement une question d'hygiène qui est débattue, ce n'est pas seulement une question de morale, c'est l'un des intérêts les plus vifs et les plus sacrés de l'avenir de notre France. Décimée dès l'enfance par des négligences et des routines coupables, et même par des crimes, sa population ne suit pas l'accroissement nécessaire dont les autres grandes nations lui donnent l'exemple,

8

et notre puissance diminue plus peut-être par cette infériorité relative que par une restriction de nos frontières. Poussons-le donc, avec M. Boudet, ce cri d'alarme qui, dans l'ancienne Rome, faisait éclore tant de beaux dévouements et de grandes résolutions : «La patrie est en danger ! »

Que l'on cherche de toutes parts les causes du mal et ses remèdes. Nous parlons au pluriel, parce que nous nous sommes déjà précédemment assez expliqué pour qu'on sache qu'à nos yeux, il n'y a pas une seule cause du mal et un seul remède, que tout le danger n'est pas dans ces Petits-Bureaux — œuvre d'une spéculation souvent condamnable — et tout l'espoir dans le monopole du Grand Bureau de l'*Assistance publique*. La Société tout entière est coupable d'ignorance, d'incurie ou même de mauvais vouloir.

M. Boudet pense à cet égard comme nous, et il a reparu à la tribune pour prononcer un nouveau discours dans lequel il a pris, nous sommes heureux de le dire, sa revanche du premier.

Au début de la discussion, il n'avait demandé la parole que pour prononcer quelques mots sonores et vides, qui n'apportaient aucun éclaircissement dans le débat. Il n'y avait, dans son oraison boursoufflée, qu'un exorde et une péroraison; pas d'exposition, pas de faits, pas d'argumentation. Et nous nous disions, malgré notre respect pour le très-honorable académicien : *Sunt verba et voces, prœtereaque nihil !*

Aujourd'hui notre savant et judicieux confrère a mis en lumière plusieurs points importants que nous nous empressons de résumer ici.

Le premier fait sur lequel il insiste, c'est la trop grande facilité de bien des mères à s'affranchir du soin de nourrir leurs enfants. Une nourrice, se disent-elles, ne coûte pas, en somme, beaucoup plus cher qu'une *bonne*, et pour une petite dépense supplémentaire, que de peines nous nous épargnerons ! que d'excellentes nuits remplaceront des nuits sans sommeil ! N'est-ce pas un vrai paradis que de s'affranchir de cet esclavage qui vous rappelle chaque deux ou trois heures, au moins, au foyer domestique et de pouvoir ainsi aller prendre sa part de tous les plaisirs et de toutes les fêtes de ce monde ! Pour une mère qui nourrit, pas de spectacles, pas de bals, pas de voyages ; une année, et plus, de jeunesse perdue; au lieu de tout ce qui amuse et réjouit, d'austères et ennuyeux devoirs ! Devient-il difficile, en telle occurrence, de se persuader qu'en somme on n'a pas une santé capable de suffire à cette tache pénible? Pour peu qu'on ait médiocrement dormi pendant la nuit, on a le teint pâle et les yeux battus, et les médecins sont d'habitude si complaisants pour les désirs et même les caprices de leurs clientes, on les gouverne si facilement avec un sourire, et ils devinent si bien les arrière-pensées[1] ! Aussi font-ils rarement résistance, et ce sont eux qui se chargent même de prononcer le *non possumus*. A notre époque d'ailleurs, le médecin *tant pis* prédomine de beaucoup sur son confrère l'optimiste. Les progrès de l'anatomie pathologique nous ont malheureusement arraché bien de l'enthousiaste confiance de nos anciens en la toute-puissance de l'art. Or, comme la plupart des sujets s'éloignent plus ou moins de ce tempérament idéal de Galien, indice d'une santé parfaite, il ne faut pas quelquefois grand'chose pour alarmer notre sollicitude, et nous sommes souvent les premiers à interdire l'allaitement maternel, dans des circonstances où il serait encore réellement possible et avantageux. Nous avons donc à faire à ce sujet notre examen de conscience et, sans tomber dans l'excès contraire, *à y regarder à deux fois,* comme le dit si bien l'expression vulgaire, avant de formuler notre défense; d'autant plus qu'il s'agit ici de l'intérêt de deux enfants. Alors même que la nourrice mercenaire remplit avec conscience ses engagements et supplée parfaitement la mère, son propre enfant pâtit souvent de la spéculation pécuniaire qui le prive d'un bien qui lui revenait légitimement. Chose bizarre, les parents ne peuvent pas légalement priver leurs enfants de leur héritage, et ils ont toute latitude pour le spolier du premier et du plus important bien auquel il a droit, le lait de sa mère.

Le deuxième point sur lequel M. Boudet a insisté avec raison et avec plus de précision que ses prédécesseurs à la tribune, ce sont les

---

[1] « J'ai vu quelquefois le petit manége des jeunes femmes qui feignent de vouloir nourrir leurs enfants. On sait se faire presser de renoncer à cette fantaisie : on fait adroitement intervenir les époux, les médecins, surtout les mères. Un mari qui oserait consentir que sa femme nourrît son enfant serait un homme perdu, l'on en ferait un assassin, qui veut se défaire d'elle. Maris prudents, il faut immoler à la paix l'amour paternel. Heureux que l'on trouve à la campagne des femmes plus continentes que les vôtres ; plus heureux si le temps que celles-ci gagnent n'est pas destiné pour d'autres que vous! » (J.-J. ROUSSEAU, *Émile* ; liv. I.)

graves dangers résultant pour le nourrisson que la nourrice amène chez elle, d'un voyage et d'une nouvelle acclimatation dans lesquels on ne prend certainement pas de précautions suffisantes. C'est M. Lemonnier (de l'Orne) qui a fourni sur ce point à l'honorable académicien des renseignements du plus grand intérêt.

« Enlevés trop tôt après leur naissance, sans les précautions nécessaires; nourris seulement d'eau panée ou seulement d'eau sucrée pendant la durée d'un voyage plus ou moins long; exposés aux intempéries de la saison dans des wagons de troisième classe, où les nourrices sont confondues avec les autres voyageurs impatientés de leur voisinage; voiturés ensuite dans des charrettes par des chemins défoncés, ces pauvres enfants sont saisis par le froid, et pour peu qu'ils aient une constitution chétive, ils sont déjà morts à moitié d'inanition, lorsqu'ils arrivent dans les chaumières de leurs nourrices, et succombent bientôt à l'ophthalmie purulente, au muguet, ou à la diarrhée. En été, les grandes chaleurs ne leur sont pas moins funestes, les cholérines et les dysenteries, fréquentes à cette époque en Normandie, emportent presque tous les enfants qui ne sont pas nourris au sein. »

Ce sont là des faits déplorables. M. Lemonnier en signale d'autres qui ne le sont pas moins. D'après notre confrère, la nourriture au petit pot (ce détestable usage normand), qui se faisait autrefois avec une coupe de fer blanc, est pratiquée aujourd'hui avec un biberon qui n'est pas en étain pur, car il est composé d'un alliage d'étain et de plomb. Il en résulte une intoxication lente des plus funestes. Pour couper le lait, on ne prend pas même la peine de se procurer de bonne eau potable, et on va chercher à la mare voisine de l'eau saumâtre. Enfin, le lait étant réputé trop cher — dans le pays même où il est le plus abondant et vendu au meilleur prix — on bourre, le plus tôt possible, (souvent au bout d'un mois) l'infortuné marmot de bouillie et de grosse soupe ! Oh ! l'espèce humaine !

M. Boudet, indigné justement d'un tel état de choses, ne veut pas comme M. Husson du *statu quo*, et il propose plusieurs moyens destinés à remédier à une situation déplorable. Ces moyens, nous allons les rapporter et les discuter ici. Ils ont trait au rôle de l'État, à celui de la Société et à celui de l'Académie elle-même.

1° *Rôle de l'État.* — Ennemi du monopole par l'État comme de la liberté absolue de l'industrie des nourrices, mais beaucoup plus de la liberté absolue que du monopole, **M.** Boudet réclame une surveillance scrupuleuse de la part de l'Autorité. Sur quoi cette surveillance peut-elle exactement porter? à qui revient-elle et comment doit-on l'exercer? L'honorable académicien ne le sait pas, ou du moins ne le dit pas, mais il espère beaucoup du Gouvernement à cet égard. Il est impossible que dans ce déluge de lois, de décrets, d'arrêtés, d'ordonnances dont nous ont doté depuis plus de quatre-vingts ans les innombrables gouvernements qui se sont succédé en France, et qui,en se remplaçant les uns par les autres, n'ont laissé debout que les mesures restrictives de leurs prédécesseurs; il est impossible, disions-nous, que dans ce chaos on ne puisse trouver tout ce qu'il faut pour réglementer sévèrement l'industrie nourricière, et bien plus même pour « réveiller les sentiments maternels » ! — Nous citons textuellement l'expression de **M.** Boudet. — Que l'Autorité fasse ses recherches; elle a pour cela ses conseils et ses légistes, et, une fois ses droits mis en lumière, qu'elle agisse avec énergie.

Pour nous, nous l'avons déjà dit, nous ne repoussons pas le moins du monde en principe la surveillance de l'État, s'il veut bien l'accorder, mais à la condition qu'une telle surveillance ne gênera en rien celle de la famille, et que même elle ne favorisera point l'apathie de certains parents, heureux de mettre leur paresse coupable sur le compte d'une confiance absolue en la sollicitude du Gouvernement.

Mais qu'il y a loin du principe à ses applications! Nous ne sommes pas sans nous demander par qui se fera cette surveillance officielle de la nourrice, si vivement prônée par plusieurs académiciens. En chargera-t-on le maire de la commune ou le garde-champêtre? Où ces deux estimables fonctionnaires trouveront-ils, en outre, les moyens «de réveiller les sentiments maternels», comme le veut l'honorable **M.** Boudet? Les maires sont-ils des espèces de Maître-Jacques dont on puisse disposer à volonté pour toute espèce de corvée,..... et au besoin pour aller bercer les enfants de leurs administrés? C'est bien assez pour eux de ceindre leur écharpe afin de *bénir* civilement les unions légitimes. sans avoir encore le souci de toutes les suites qu'elles peuvent avoir. Une circulaire récente et bien inspirée les a invités à prendre une note exacte de tous les mariages consanguins qui se font dans leur commune. Nous doutons, jusqu'à preuve du contraire, que cette comptabilité, fort désirable d'ailleurs, soit partout exactement tenue. Et puis le maire, et son bras droit, le garde-champêtre, sont-ils compétents pour savoir si la nourrice accomplit consciencieusement son devoir, si son lait est bon et sa surveillance suffisante ? Nous le répétons, tout ce contrôle administratif ne vaut pas une loi qui permette à celui de la famille d'être plus efficace, en réglant la forme des contrats entre elle et la nourrice, et en stipulant des amendes ou des peines contre la violation de ces contrats. C'est à la justice, en définitive, que nous en appelons contre les écarts des nourrices. Et, d'ailleurs, son rôle protecteur ne peut-il pas commencer dès maintenant ? Dans les faits signalés par MM. Brochard, Monot, Blot, Robinet, etc., n'y a-t-il pas des délits et même des crimes qui relèvent de sa compétence, et qui sont susceptibles d'être qualifiés, sinon d'*homicide volontaire*, du moins d'*homicide par imprudence* ?

2° *Rôle de la société.* — Ici, **M. Boudet** en appelle énergiquement à l'enseignement populaire de l'hygiène, qui divulguera partout les notions fondamentales sur les soins à donner aux jeunes enfants. Nous ne pouvons qu'applaudir à une pensée si conforme à la nôtre, en regrettant toutefois que M. Boudet, comme cela n'arrive que trop souvent autour de lui, oublie de rendre à César ce qui appartient à César, et de dire qu'un professeur de Montpellier, **M. Fonssagrives**, a pris l'iniative d'un enseignement aussi fondamental, et cela avant même que la discussion académique actuelle eût apporté une nouvelle et décisive preuve de sa nécessité.

M. Boudet en appelle encore aux médecins, dont la surveillance incessante peut faire cesser bien des abus. Il en appelle enfin à la *Société protectrice de l'enfance*, qui aurait cependant, d'après lui, besoin de réformer ses règlements. Si le but de cette société consiste, comme le prétend l'honorable académicien, à créer des établissements spéciaux dans lesquels nourrices et enfants seraient soustraits à leurs familles, ces sortes de phalanstères sont une idée burlesque et désastreuse qui ne mérite l'appui d'aucun homme sérieux.

5° *Rôle de l'Académie.* — **M. Boudet** veut que l'Académie envoie un rapport officiel, sur la question débattue, au Ministre de l'Intérieur et à celui de l'Instruction publique, et pour notre part nous ne demandons pas mieux. Il veut encore voir créer au sein de l'Académie une *Commission de l'Hygiène de l'Enfance*, destinée à recueillir tous les documents relatifs au sujet, et à faire sur lui des rapports fréquents.

N'est-ce pas penser, comme nous, que le grand remède à tous les maux signalés, c'est la divulgation bruyante et continue des abus sur lesquels la société doit enfin ouvrir les yeux ?

On voit, par ce qui précède, que si nous ne pouvons approuver toutes les idées de M. Boudet, nous en acceptons au moins une partie. Le savant académicien, par son intervention chaleureuse et éclairée, a fait l'œuvre d'un honnête homme et d'un esprit judicieux.

Plusieurs de ses collègues doivent l'imiter. Par malheur, le moment n'est pas propice, et l'ordre du jour de l'Académie est tellement surchargé, que la discussion si importante qui nous occupe n'a guère obtenu que quelques bouts de séance. La fin de l'année ramène l'époque de la distribution solennelle des prix, qui, si elle fait palpiter le cœur des candidats aux lauriers et surtout aux écus académiques, ne réjouit nullement les chroniqueurs. Malgré l'heureuse innovation de lire en dehors du comité secret une partie des rapports relatifs aux prix, comme ces rapports ne sont même pas résumés dans la Presse médicale, les comptes-rendus des séances académiques sont à peu près vides, et la chronique n'y trouve pas son butin ordinaire.

Contentons-nous donc de signaler les rapports de MM. Larrey, Depaul et Bergeron, que leurs auditeurs ont proclamés remarquables, ce qui ne nous étonne point, et arrivons-en, sans plus tarder, à la séance solennelle, marquée par le rapport de M. Dubois (d'Amiens) et l'Éloge de Gerdy par M. Béclard.

Le rapport si net et si précis de M. Dubois a amené une grande déception. La plupart des sujets de prix proposés, ou n'ont pas été traités, ou l'ont été de telle façon, que l'Académie a refusé aux divers candidats, non-seulement des prix, mais des récompenses et même des encouragements. La composition a été si mauvaise, que le magister a jugé inutile de donner les places. Nous nous en consolerions facilement si un tel insuccès décidait les Académies à ne plus tracer, comme au collége, des sujets de composition, et à laisser aux aspirants-lauréats toute initiative pour traiter des sujets de leur choix. Ne pourraient-ils pas alors tirer un meilleur parti des aptitudes de leur intelligence, et rendre à la science plus de services ?

L'insuccès des compétiteurs n'a pas cependant été général. Au nombre des heureuses exceptions qui ont trouvé grâce devant l'Académie, nous sommes heureux de signaler notre excellent confrère et ami le docteur J. Daudé (de Marvéjols), qui a reçu une récompense de 700 fr. pour la question de l'*Érysipèle traumatique*. M. le Dr A. Pujol (de Bordeaux), classé après lui dans le rapport de M. Larrey, a obtenu un encouragement de 500 fr.

Parmi tant de grandes figures qui attendent encore des Éloges académiques, qu'est-ce qui a pu décider M. Béclard à choisir Gerdy, qui n'a brillé au premier rang ni par son intelligence, ni par ses travaux, ni par ses qualités morales, du moins par celles qui concilient l'affection des contemporains? Nous l'ignorons, à moins que ce ne soit l'ambition légitime de briller davantage par le mérite de la difficulté vaincue, en rendant sympathique après sa mort un homme qui l'a été assez peu pendant sa vie. Le succès de l'orateur a, du reste, été complet, et son Éloge brille par les qualités les plus sérieuses. Gerdy s'était occupé de l'anatomie des formes extérieures, et avait fait sur ce sujet un livre destiné aux peintres et aux sculpteurs. M. Béclard a profité de l'occasion pour présenter sur l'art des considérations les plus attachantes et les plus sérieuses. Les belles-lettres n'ont pas non plus été laissées de côté, et ont occupé une place importante dans l'œuvre de l'honorable secrétaire de l'Académie. Enfin, la science n'a rien perdu à se trouver en si bonne compagnie et à céder de la place à ses créations rivales de l'esprit humain. L'exposition des travaux de Gerdy, de ses doctrines et de ses controverses, a été présentée avec un rare bonheur de style et de critique, et une connaissance parfaite du sujet. Heureux M. Béclard! il est au faîte de la popularité; il appartient à l'opinion dominante du moment assez pour y gagner les faveurs publiques, pas assez pour en être compromis. Mais le rôle d'orateur favori a ses exigences, et celui qui est assez heureux pour en être investi, ne doit pas manquer l'occasion de caresser les passions de l'auditoire. En plusieurs endroits de son discours, M. Béclard a su le faire avec beaucoup d'art, mais nulle part avec plus de succès que lorsqu'il a prononcé un éloquent plaidoyer en faveur du rétablissement du concours pour le professorat. Ce mode de nomination a, pour l'instant, une recrudescence de faveur dans l'opinion; beaucoup y voient le remède contre la déchéance de l'enseignement officiel et le salut suprême.

Il faut bien s'entendre cependant, si, en réclamant le concours, on désire que les palmes soient toujours données au plus digne et non par la

faveur, tout le monde s'incline. Mais il reste à savoir comment on dé-
terminera le plus digne, et si l'aptitude et la valeur de chaque concur-
rent seront mieux établies, je suppose, par une thèse écrite en douze
jours, et où le hasard et les aides apportent souvent de criantes inéga-
lités, que par une suite de travaux élaborés à l'aise pendant de longues
années, et où chacun peut donner des preuves multipliées de son mérite personnel. Il est certain que le *gamin* à peine sorti des bancs de
l'école, qui entre en lice sans passé et sans bagage scientifique, et
la mémoire meublée par deux ou trois livres dont il a accepté sans critique toutes les affirmations, il est certain, dis-je, que celui qui n'a
aucune position à sauvegarder, doit être heureux d'une institution qui
l'assimile du premier coup au vétéran de la science, riche de nombreux
labeurs et tremblant de compromettre en un seul jour sa réputation
déjà assise. Ceux-là sont surtout à l'aise dans de telles épreuves qui,
n'aventurant rien, peuvent se laisser aller sans crainte à toutes les
audaces et toutes les témérités. Mais les hommes sérieux et mûrs re-
doutent souvent une lutte où les caprices du hasard ont tant d'empire,
où la dignité de l'homme court tant de risque, où la moindre indisposi-
tion et la moindre préoccupation d'esprit deviennent fatales.

Pour prouver la valeur du concours, M. Béclard cite quelques grands
noms qui en sont sortis. Je ne serais pas embarrassé de faire comme lui,
en regardant autour de moi, et je connais des maîtres éminents dont le
succès brillant et parfois même le succès précoce furent le fruit du concours. Mais serait-il difficile aussi d'énumérer un grand nombre de pro-
fesseurs d'élite qui ont dû leur nomination à un tout autre mode de re-
crutement ?

Je sais qu'il peut être dangereux d'avoir trop de franchise; mais une
pareille considération ne m'arrête jamais, lorsque je crois avoir pour
moi le bon droit et la vérité. Aussi je ne crains pas de le dire bien haut :
s'il dépendait de moi de rétablir le concours pour le professorat exactement tel qu'il était jadis, avec sa composition d'écolier, sa thèse et ses
argumentations, certes, je refuserais énergiquement de le faire.

S'ensuit-il qu'il n'y ait rien à changer au mode de présentation
usité aujourd'hui, et qu'on ait trouvé là le dernier idéal ? Non, bien
certainement. Nous aussi, nous demandons le concours, mais modifié,
amélioré et réduit à deux sortes d'épreuves qui auraient pour but de
déterminer l'aptitude du candidat à écrire et son aptitude à enseigner.

Pour ce qui est de juger la première de ces aptitudes, l'appréciation des travaux antérieurs forme un moyen de contrôle plus solide et plus sérieux qu'une composition ou une thèse improvisées ; mais une telle épreuve, quelque importante qu'elle soit, n'est pas à nos yeux suffisante. Ce n'est pas un écrivain et un faiseur de livres et de mémoires, que l'on veut avant tout dans une Faculté, c'est un professeur, c'est-à-dire un homme qui sache enseigner. L'auteur de l'ouvrage le plus remarquable peut bredouiller dans une chaire ; d'où naît la nécessité d'un deuxième ordre d'épreuves consistant en une série de leçons dans lesquelles l'aspirant au professorat, placé dans les mêmes conditions que le professeur lui-même, aurait à montrer devant un jury, devant ses confrères et devant les élèves, s'il est capable d'enseigner, et s'il possède la méthode et le talent d'élocution nécessaires à qui veut parler convenablement en public.

Nous demandons pardon à nos lecteurs de nous être laissé aller à esquisser ainsi les motifs d'une conviction *toute personnelle*, et qui, pour être convenablement exposée, exigerait de bien plus longs développements ; mais nous ne savons pas flatter les opinions dominantes lorsqu'elles nous paraissent erronées, et nous sommes habitué à dire, sans réticence, toute notre manière de voir [1].

Pour en finir ce mois-ci avec la docte assemblée de la rue des Saints-Pères, nous n'avons plus que très-peu de besogne.

L'opération de la fistule vésico-vaginale, qui n'avait fourni pendant si longtemps que des résultats à peu près négatifs, a subi, en ces dernières années, d'importantes modifications qui, en des mains habiles, donnent aujourd'hui de fréquentes réussites. Nos lecteurs ont certaine-

---

[1] Ces lignes étaient écrites lorsque nous avons lu dans l'*Union médicale* des considérations de M. A Latour afférentes à la question que nous venons de débattre. Notre très-distingué confrère a été le promoteur de la nouvelle campagne en faveur du rétablissement du concours pour le Professorat, et cependant nous nous rangeons complètement à l'opinion qu'il émet dans l'article sus-mentionné. C'est que l'habile rédacteur en chef de l'*Union médicale* est trop plein de sens et de jugement, pour ne pas demander des modifications fondamentales à l'ancienne organisation du concours.

ment présente à la mémoire la magnifique série de succès qui a été relatée dans ce journal par M. le professeur Courty, et qui a frappé l'attention du monde médical. M. le docteur Gaillard (de Poitiers) pense cependant que l'on peut perfectionner encore une opération déjà si perfectionnée. Nous avons remarqué, dans la communication académique de ce distingué confrère, deux points principaux qu'à nos yeux il est bon de divulguer.

Le temps de l'avivement a toujours été regardé comme le plus laborieux de l'opération. Les chirurgiens se trouvent placés entre l'inconvénient d'enlever une trop grande épaisseur des parties, et celui plus grand encore de laisser à la surface de la fistule des îlots couverts d'épithélium traumatique qui s'oppose à la réunion. Il est difficile de distinguer à la surface de la plaie, à cause de l'éloignement où elle se trouve et de la couleur rouge que lui donne le sang, les parties déjà avivées de celles qui ont encore leur épithélium.

Pour faciliter la manœuvre, M. Gaillard veut qu'après avoir vidé la vessie, on introduise dans l'orifice et le trajet de la fistule un crayon de nitrate d'argent qui en atteindra exactement les contours. Si l'on fait aussitôt après une injection d'eau salée par la fistule, toutes les parties touchées par le nitrate d'argent, et sur lesquelles l'avivement doit porter, prennent une couleur d'un blanc d'argent très-apparent. A l'aide de ce guide, il est aisé de faire un avivement complet.

Un autre temps de l'opération présente encore de réelles difficultés. Si l'on a passé à travers une fistule un nombre considérable de fils, on éprouve au moment de la suture de la peine à les séparer les uns des autres. M. Gaillard s'est procuré des grains de verroterie colorés diversement, de sorte qu'au fur et à mesure de la suture, le premier fil est marqué par deux grains rouges, le second fil par des grains oranges, et ainsi de suite jusqu'au dernier, en changeant chaque fois la couleur du grain. Il devient alors commode de reconnaître et de tordre les fils avec la pince de Charrière, suivant le procédé de Mettauer.

C'est par une grande patience et une grande minutie de détails, qu'on achète le succès de l'opération de la fistule vésico-vaginale; aussi nous estimons que les deux petits perfectionnements proposés par M. Gaillard ne sont pas sans valeur. Aux chirurgiens à prononcer !

N'oublions pas de dire que M. Barth a soumis à l'examen de l'Académie un malade chez lequel l'opération de la thoracentèse a présenté des particularités remarquables. Voici la manière dont en a rendu compte l'habile académicien :

« L'opération fut faite le 9 août dernier, avec le concours de M. le docteur Lecointe. Il s'écoula 4 litres et demi d'un pus crémeux, sans odeur. Un lavage fut fait à l'eau tiède à l'aide de la baudruche, puis une injection iodée, et un tube de caoutchouc fut laissé à demeure. Chaque jour M. Lecointe vide le contenu de la plèvre et fait une injection iodée. Le pus diminue progressivement ; mais le 16, au moment du pansement, le tube est projeté au dehors par un jet de pus. Impossible de le réintroduire. Le 28, la matité s'est reproduite dans une étendue assez considérable ; le 29, nouvelle ponction à 3 centimètres en arrière de la précédente ; écoulement de trois grands verres de pus lié, lavage à l'eau tiède, puis injection iodée. Pour éviter un nouveau déplacement, le tube est fixé par quelques fils de soie retenus sur la peau avec des bandelettes agglutinatives.

» Par ce procédé, d'une extrême simplicité, dit M. Barth, le maintien du tube est assuré, et son déplacement, soit en dehors, soit en dedans, devient impossible. Les pansements sont repris comme précédemment et des injections pratiquées tantôt avec de la teinture d'iode, tantôt avec une solution d'acide phénique.

» Aujourd'hui il ne s'écoule plus qu'un verre à liqueur de liquide louche albumineux ; l'orifice externe de la plaie s'entoure de bourgeons charnus, et nous croyons le moment venu d'extraire le tube. »

Si la démocratie disparaissait du reste de la terre, ce que les tendances de notre époque ne rendent d'ailleurs pas le moins du monde probable, elle aurait encore un refuge,—qui l'eût dit ? — dans le sanctuaire de l'Académie des sciences. Là, en effet, existe une inexorable égalité devant le *Compte-rendu*. Où sont, dans la science, les titres de noblesse, sinon dans ce qui rappelle de hautes positions conquises par le travail ? C'est ainsi que les qualifications de docteur, de professeur, d'académicien, remplacent pour nous autres, ouvriers de l'intelligence, celles de comte, de marquis, voire même de prince et de duc. Or, pour qui veut figurer dans les comptes-rendus de l'Institut, et y lire le résumé de ses découvertes, il faut renoncer à toute désignation honorifique et se résigner à voir étaler son nom tout nu. Je me garde de critiquer, je n'en ai pas le droit ; mais je constate que cette loi d'égalité absolue devient parfois pour les lecteurs la source de certaines obscurités.

Jamais je ne m'en étais plus aperçu que ce mois-ci. J'ai ouvert les comptes-rendus, et j'y ai trouvé la note suivante : *Sur de nouveaux instruments propres à l'observation des divers organes de la vue*, par **M. R. Houdin.** J'allais m'empresser d'analyser de mon mieux le travail d'un *confrère*, lorsque tout à coup le nom de l'auteur de la note m'a porté à réfléchir. Il rappelle celui d'une illustration parisienne qui peut bien, pour divulguer ses découvertes, endosser une robe et surmonter sa tête d'une coiffure d'apparât; mais robe et toque ne sont pas celles de la Faculté. La note de l'Institut s'occupe bien de physique, mais la physique a plusieurs aspects radicalement différents. Il y a physicien et physicien plus encore qu'il n'y a chapeaux et chapeaux. Je connais, entre autres, une physique branche importante des sciences médicales, et une physique qui évoque avec beaucoup d'art des fantômes, et qui, passez-moi le mot, *escamote*. Bien escamoter n'est pas un talent vulgaire, je connais des savants qui en sont totalement dépourvus ; mais quelque difficiles et habiles que soient de pareils tours, ce n'est pas pour apprendre à les exécuter que nos lecteurs ouvrent les colonnes de ce journal.

Je suis vraiment désolé si je commets ici une confusion de nom fort involontaire et dont le rigorisme du *compte-rendu* est seul coupable; mais il y a une phrase de la note académique qui a singulièrement grossi mes doutes. « Cette expérience est si facile, dit-elle, que les dames mêmes s'en font un jeu. » La physique des dames ! qu'en pensez-vous ?

Je passerai donc rapidement sur les instruments nouvellement inventés, non qu'ils ne puissent être très-ingénieux, mais parce que j'attends, pour leur attacher de l'importance, qu'on me signale leurs réelles applications médicales. Je nommerai donc seulement l'*iridoscope*, le *pupilloscope*, le *pupillomètre*, le *rétinoscope* et le *diopsimètre*, termes très-euphoniques, tous, comme de droit, tirés du grec et qui font autant honneur aux connaissances étymologiques qu'aux connaissances physiques de l'auteur. Armée de tous ces instruments, l'oculistique ne souffrira certainement plus qu'il reste encore des aveugles, à moins qu'à force de projeter sur la rétine des rayons lumineux condensés par des prismes ou par des lentilles, elle n'offense trop la sensibilité de la membrane et ne compromette par là sa fonction.

Aux nombreux instruments de **M. R. Houdin** je dois ajouter l'*Ico-*

noscope de M. Javal. Cet instrument, dont les effets semblent se rapprocher beaucoup de ceux du *stéréoscope*, est destiné à donner du relief aux images planes examinées avec les deux yeux. C'est une application simple des lois de la vision binoculaire, et il trouve si naturellement sa place entre le *pseudoscope* de Wheastone et le *télestéréoscope* de Helmholtz, qu'il est, dit M. Javal, fort surprenant de n'en trouver la description dans aucun auteur.

« Par une combinaison optique identique, continue l'auteur, à celle qui est employée dans le microscope binoculaire de Nachet et dans l'ophthalmoscope binoculaire de Giraud-Teulon, les deux yeux cessent de recevoir des images différentes des objets extérieurs. Il en résulte que si, dans ces conditions, on vient à regarder un tableau de grande dimension, les yeux conservent le même état de convergence, quelle que soit la portée de la toile sur laquelle ils vont se porter, et le spectateur n'ayant plus aucun moyen de s'assurer de la forme plane de la surface qu'il examine, la peinture prend un relief d'autant plus marqué qu'on la considère pendant plus longtemps. »

Tout cela est certainement intéressant, mais ne concerne pas notre art. Aussi, pour nous appesantir sur tous ces instruments, — tant celui de M. Javal que ceux de M. Houdin, — nous attendrons qu'on en ait fait de moyens sérieux de diagnostic. Pour le moment, afin de ne pas quitter trop vite l'œil, nous en arrivons à un *nouveau procédé pour l'extraction directe de la cataracte*, proposé par M. Tavignot. Ce procédé diffère de ceux qui sont usités : 1° par le lieu où la ponction est faite ; 2° par la forme de cette ponction elle-même ; 3° par l'instrument qui sert à la pratiquer.

La ponction doit être exécutée à 5 millimètres environ de la circonférence externe de la cornée. Sa forme est le résultat de deux incisions : l'une verticale, qui a 9 ou 10 millimètres d'étendue, et l'autre horizontale, qui n'en mesure que 5. L'instrument employé est un *couteau lancéolaire courbe* modifié par M. Tavignot.

Voici le manuel opératoire : le fer de lance, dont la convexité est dirigée en avant, pénètre par le côté externe de la cornée au point indiqué plus haut, traverse la pupille dilatée artificiellement, pour s'engager entre le bord interne de l'iris et la circonférence correspondante du cristallin, en pénétrant plus ou moins dans la zonule hyaloïdienne du corps vitré. L'opération est alors terminée. Il ne reste plus qu'à

déprimer avec une curette large et à bords plats les deux valves formées par l'arête tranchante du kératome aux dépens de la lèvre externe
de l'incision verticale , pour pénétrer facilement dans la chambre antérieure de l'œil, charger le corps opaque et pratiquer son extraction.

Naturellement, M. Tavignot trouve son procédé, son instrument et
ses résultats excellents. Nous nous garderons de troubler la quiétude
de notre distingué confrère par des objections, qui seraient, sans contredit, malsonnantes à ses yeux. Nous attendrons donc, sans une grande
impatience d'ailleurs, des essais faits par d'autres chirurgiens. M. Velpeau, que l'Institut a chargé, selon les *us*, d'un rapport qui, selon les
us aussi, ne se fera pas, serait mieux à même que personne d'édifier
le public sur la valeur réelle du nouveau procédé opératoire.

Nous rappelions tout à l'heure, à propos de la note de M. R. Houdin,
les confusions que certains noms font naître parfois, au grand ébahissement du public compétent. Ces confusions, personne ne les commet plus
facilement que certains bibliographes superficiels qui, se revêtant de la
peau du lion, étalent très-volontiers, au risque des plus lourdes bévues,
l'érudition d'autrui. En fait de sottise de cet ordre, en voici une vraiment
réjouissante : un quidam , bibliographe à grandes prétentions, passant
longuement la revue des savants qui ont le mieux développé le dogme
hippocratique de la révulsion et de la dérivation, au milieu des Celse,
des Galien, des Sennert, des Stahl, des Barthez, se prit à citer Newton.
Et de s'extasier sur l'universalité de certains génies ! Le *Traité des
Fluxions* valait à Newton l'honneur de se trouver en telle compagnie !

C'était la première fois, je crois, que des formules mathématiques
étaient élevées à la hauteur de fonctions pathologiques ; malgré toute
apparence , ce n'était pas la dernière. Le progrès moderne se propose
de combler la distance entre deux sciences jusque-là incompatibles.
L'algèbre et l'analytique vont nous donner le dernier mot de la médecine, et nous aurons enfin une *Pathologie Géométrique*. C'est M. Lorain qui le promet à l'Institut. « Une série de recherches entreprises,
dit-il, d'après la méthode expérimentale, sur la physiologie pathologique,
m'a permis de traduire en chiffres et de représenter sous forme de
courbes quelques-uns des troubles fonctionnels qui surviennent dans
l'organisme humain.» Oh ! le beau progrès. Au lieu d'observations nettes
et précises, racontées avec ce style imagé et pittoresque, mais fidèle, dont

les anciens avaient le secret, nous aurons de superbes planches où seront dessinées, pour le bonheur des yeux, les courbes les plus extravagantes, telles que la *Courbe du chien* ou la *Sinusoïde* de Dioclès. Pour devenir plus claire, la médecine va parler, risquons le mot, par *parabole*. La fièvre simple sera une courbe du premier degré ; la fièvre inflammatoire et la fièvre bilieuse une courbe du second degré. Viendront enfin les maladies plus complexes, qui auront des équations transcendantes. Que diriez-vous, pour représenter les maladies spécifiques, d'une équation à plusieurs inconnues?.. Plusieurs inconnues ! jadis, du moins, il n'y en avait qu'une seule, le virus. Que diriez-vous encore d'un fait de variole qui vous serait raconté dans les termes suivants :

$$\frac{lx}{\text{arc (tang} = y)} = e \, \frac{d \cos y^x}{dx}$$

ou d'un cas de choléra qui se contenterait de cette formule :

$$\omega^\rho = \frac{\alpha^\rho}{\sin^2 \omega - \rho} \; .$$

Rien de plus clair ; nous craignons seulement que des courbes si magnifiquement composées ne courent inutilement à la poursuite de cette asymptote qu'on appelle guérison !

Attendons par conséquent, avec le calme de l'âme, le travail que nous promet M. Lorain, et pour le moment contentons-nous d'une remarquable observation que rapporte, en langage ordinaire pour cette fois encore, notre très-distingué confrère. Il s'agit d'un fait de guérison du choléra par l'injection de l'eau tiède dans les veines.

Au lieu de la transfusion du sang, qui a été tentée en Allemagne, au lieu de l'injection des liquides doués de propriétés chimiques actives, M. Lorain a employé l'eau tiède. Il s'est proposé d'introduire dans la circulation une substance aqueuse pour opérer, non pas une action chimique, mais seulement une action mécanique, solliciter l'activité du cœur et ranimer la circulation prête à s'arrêter, faute de liquide.

Le sujet choisi était un cholérique atteint de choléra algide des plus graves. Si le tableau que nous donne, de son état, notre confrère est exact, comme nous ne pouvons en douter, il est certain que la mort se trouvait imminente. Le malade était, nous dit-il, tout à fait algide, incapable de se mouvoir, de sentir, ni de parler ; ses pupilles dilatées ne se contractaient pas au voisinage d'une lumière, etc.

M. Lorain mit à nu une veine superficielle, introduisit un trocart
dont la canule fut laissée en place et fixée dans la veine par une ligature ; 400 grammes d'eau à 40 degrés centigrades furent injectés à
l'aide d'une pompe en verre aspirante et foulante, dont les orifices
étaient munis de soupapes disposées de manière à ne pas laisser pénétrer l'air dans l'instrument. Bientôt après le cœur du malade battit plus
fort, la respiration devint plus ample, la température s'éleva. Le sujet
demanda à boire d'une voix faible ; il dormit pendant la nuit. Le lendemain matin il était assez fort pour se lever seul et s'asseoir sur une
chaise. Le pouls n'avait pas encore reparu. Le surlendemain, des urines
furent rendues, le pouls était perceptible, la température à peu près
revenue à l'état normal.

Le sujet passa par les diverses phases du choléra régulier en voie de
guérison, et accomplit « la courbe normale du choléra type ». Huit jours
après l'injection d'eau tiède, il quittait l'hôpital en pleine convalescence.

Ad extremos morbos, summæ curationes. En présence d'une mort
imminente, M. Lorain était autorisé à tenter une grave médication, et
le succès qu'il en a obtenu est vraiment fort remarquable. Mais avons-
nous enfin le remède du choléra, et faut-il adjuger l'éternel prix Bréant
à notre fortuné collègue ? Nous le souhaiterions bien vivement pour lui
et pour le bonheur de l'espèce humaine ; nous n'osons encore l'espérer.
Il ne serait pas sage de se prononcer d'une manière définitive sur un
seul fait. Le choléra, comme d'ailleurs bien d'autres maladies très-
graves, présente parfois certains cas extraordinaires, dans lesquels les
sujets reviennent de l'agonie et presque du tombeau.

Nous nous rappelons, en particulier, un malade que nous avons observé à Avignon dans l'épidémie de 1854. Ce malade paraissait parvenu
au dernier degré de l'anéantissement, il était froid comme le marbre,
et sans pouls. Jusque-là il avait vomi intégralement toutes les boissons
diverses qu'on lui avait offertes, et n'avait pu supporter la moindre goutte
de liquide. D'une voix mourante il demanda de la bière, et à l'instant
on lui en donna une cuillerée, puis une seconde, puis plusieurs autres.
La bière ne fut point vomie. Peu à peu les forces se ranimèrent, le pouls
se releva, la chaleur revint ; la convalescence fut longue, mais aboutit
à une guérison définitive. Quand le sujet dont nous rappelons succinctement l'histoire est revenu à la vie, on ne doit désespérer d'aucun cholérique, quelque déplorable que soit son état.

Nous ne nions point, d'ailleurs, que le moyen thérapeutique proposé par M. Lorain ne se présente, à certains points de vue, comme rationnel. Il est certain qu'un moment arrive où, après des selles et des vomissements abondants, l'eau manque dans les veines des cholériques ; mais n'y manque-t-il pas autre chose? Le malade n'a point perdu seulement de l'eau, mais aussi une notable quantité des substances albuminoïdes et des sels qui sont normalement contenus dans le sang. Et puis, au-dessus du désordre produit par les vomissements et les selles, n'y a-t-il pas l'affection cholérique elle-même, cause de tous les phénomènes pathologiques, et qui, en dehors des évacuations excessives, entraîne la mort, comme on le voit dans les cas de *choléra sec* qui sont souvent foudroyants.

En raison de pareilles considérations, nous ne pouvons attacher une importance décisive au fait unique rapporté par M. Lorain, et nous demandons un supplément d'instruction, c'est-à-dire une expérimentation réitérée.

Ce n'est pas, comme M. Lorain, un grand progrès thérapeutique, mais bien au contraire un grand progrès dans l'art de tuer, qu'annonce à l'Institut M. Thiercelin, par l'organe de M. Balard. Voilà quelques années que les cerveaux humains sont en pleine ébullition pour inventer des moyens de destruction de plus en plus effroyables. On ne rêve que machines infernales susceptibles d'envoyer dans les airs un vaisseau de ligne ou une ville tout entière, des bombes remplies de gaz méphitique qui d'un coup asphyxieraient tout un régiment et même toute une division. La belle tâche que nous nous sommes imposée ! la noble et grande émulation !

A côté des engins que nous venons de signaler, la bombe toxique de M. Thiercelin est peu de chose, et cependant elle *opère* encore avec assez d'énergie. Vous allez en juger.

Vous faites-vous bien l'idée du poids d'une baleine? Non, peut-être. Hé bien ! apprenez avec moi qu'une baleine des mers polaires, pas trop grosse et pas trop petite, de moyenne dimension enfin, pèse quelque chose comme 90,000 kilogrammes, c'est-à-dire, à elle seule, comme environ 500 hommes énormes. Or il s'agissait, pour M. Thiercelin, d'occire promptement de pareils monstres. L'idée du poison s'est présentée naturellement à lui ; mais impossible ici de le faire accepter dans un bol de tisane ou une assiettée de soupe, comme cela se pratique dans les ménages.... où cela se pratique. Ce n'est donc point par la persuasion, mais par la violence qu'on devait procéder. Aussi, l'idée de M. Thiercelin me semble merveilleuse. Il suffit d'introduire le poison dans une bombe qui, une fois parvenue dans les tissus du colosse, y éclatera. Les vaisseaux absorbants feront le reste.

Restait à choisir le poison, et à en déterminer la dose.

L'illustre professeur du Collége de France, M. Claude Bernard, a inspiré le choix du poison. C'est le mélange d'un sel soluble de strychnine avec un vingtième en poids de curare. Tel est, parait-il, le modèle des toxiques !

Pour régler la dose, il n'y avait qu'à s'adresser à des lapins et à une table de multiplication. L'expérience a démontré à M. Thiercelin que, pour tuer nettement et promptement un animal avec le poison d'élite, il fallait 5 dix-milligrammes de la substance toxique, par kilogramme d'animal. Une cartouche de 50 grammes de strychnine et de curare était donc suffisante, et au-delà, pour une petite baleine de 60,000 kilogrammes. Quant aux baleines monstres, si l'on avait la chance d'en rencontrer, deux cartouches associées en viendraient bien à bout.

Muni de pareils engins, M. Thiercelin a voulu lui-même faire les expériences. Il s'est donc embarqué sur un navire baleinier, et les occasions favorables ne lui ont pas manqué. Il faut voir quel hécatombe de baleines il a immolé. La première qu'il rencontre est une baleine noueuse (rorqual). Celle-ci est frappée par la bombe et meurt onze minutes après, sans convulsions, sans soubresauts, après s'être seulement raidie. Une deuxième baleine reçoit sa bombe près de la queue. En cinq minutes elle a rendu le dernier soupir. Mais on parvient enfin dans les mers polaires, et l'on rencontre des baleines gigantesques. Elles sont foudroyées comme les autres, et succombent en dix, quinze, et au maximum dix-huit minutes.

Si l'on a fait sur ce navire baleinier ample moisson d'huiles et de fanons ! je vous le laisse à penser. Et, ce qui ne manque pas d'importance, les hommes qui, pour recueillir ces dépouilles opimes, ont plongé longuement leurs mains dans les tissus empoisonnés, n'en ont éprouvé aucun inconvénient. Il y a donc là une invention utile destinée à améliorer la pêche de la baleine, et nous en félicitons chaudement M. Thiercelin. Mais nous désirerions fort que sa découverte restât exclusivement réservée à la pêche de la baleine, et que les bombes et les balles toxiques ne constituent jamais un progrès dans l'art militaire. Les fusils à aiguille ne seraient-ils pas la dernière invention de la férocité humaine?

Des baleines au laryngoscope, il n'y a pas de transition possible à ménager; aussi en arrivons-nous directement à une *notice sur une nouvelle application du laryngoscope*, lue par M. Moura. Le fait qui a servi de point de départ aux réflexions de notre confrère est le suivant :

Un jeune homme reçut plusieurs blessures par instrument tranchant, au niveau de la région crico-thyroïdienne. Les muscles crico-thyroïdiens et crico-aryténoïdiens latéraux furent intéressés. Les lèvres de la plaie ayant été rapprochées, la guérison fut rapide, mais la voix fut complètement perdue.

A l'examen laryngoscopique, on constata ultérieurement le défaut de tension et de contact, c'est-à-dire le rapprochement incomplet des cordes vocales et la présence d'une membrane cicatricielle au-dessous de la glotte. Par là, le calibre du conduit trachéal était diminué d'un tiers environ, et la colonne d'air expulsée de la poitrine, frappant seulement les deux tiers postérieurs de la glotte, ne pouvait produire les vibrations des cordes vocales.

On tenta inutilement de parvenir à couper la bride membraneuse en opérant par les voies naturelles, et on eut recours à la laryngotomie, qui fut pratiquée par M. Richard. Le cartilage thyroïde ayant été divisé, on fit l'excision du lambeau droit de la membrane cicatricielle. La réunion eut lieu par seconde intention.

Au bout de quarante jours, la voix commença à reparaître, elle prit un peu de timbre et de durée. Elle est cependant restée basse et voilée.

M. Moura fait observer que, pendant la laryngotonie, la division du cartilage thyroïde ayant compris celle de la membrane cicatricielle, fit disparaître complètement cette dernière. Un léger raphé grisâtre indiquait seul la place qu'elle occupait sur les parois du tuyau vocal, de sorte qu'il eût été impossible de la constater et de la reconnaître, à quiconque ne l'eût bien observée préalablement au laryngoscope. Ce fait s'explique par la propriété rétractile des tissus cicatriciels, propriété qui avait permis à la fausse membrane de se retirer et de s'effacer.

Notre habile confrère termine en insistant, et nous ne le contredirons pas, sur le haut intérêt qui s'attache à cette nouvelle application du laryngoscope. Aucun autre moyen n'aurait pu donner un tel résultat, et cependant l'avenir, la vie même du jeune homme dépendaient de l'intervention de l'art.

Paulo majora canamus ! L'homme, au naturel querelleur, ce que n'attestent que trop les armées permanentes et les plaidoiries judiciaires, en est réduit aujourd'hui à se disputer avec ses semblables; mais on peut croire qu'il ne s'en est pas toujours tenu là, dès l'origine et par la suite des temps. Dans l'évolution qui, selon certaines idées régnantes, l'a fait arriver, par gradation et en passant par les diverses échelles des êtres, de l'état de mollusque à celui de bimane, il a dû trouver plus d'une occasion de querelles et de luttes violentes avec ses divers et successifs similaires. C'est vraiment dommage que Darwin, ce grand génie du jour, n'ait pas voulu, pour compléter son œuvre, nous retracer l'historique fidèle de telles guerres dont la *Batrachomyomachie* lui eût donné sans nul doute un excellent modèle. Ces *Iliades* du passé, ces *Odyssées* sur les vieux terrains géologiques, tout en flattant les nobles passions égalitaires qui assimilent l'homme à l'huître, montreraient cependant celui-là, dès son origine, plus fort, plus vaillant et plus cruel que celui-ci, et marchant ainsi en prédestiné vers cet idéal où il sera Dieu et où «Dieu sera» !

Mais ces formidables combats de l'homme chrysalide n'ont pu en rester là ; de sourdes et instinctives haines se sont figées dans son cœur, des rancunes éternelles ont à tout jamais armé sa férocité à l'égard de certaines espèces animales qu'il écrase aujourd'hui de tout le poids de sa divinité en voie de croissance. Parmi ces animaux qui, à une époque inconnue, se sont ainsi attiré un si implacable adversaire, Jean Lapin est vraiment le plus infortuné. Certes, il suffit de connaître un peu cet être timoré et fuyard, pour jurer que l'initiative de la bataille n'est pas venue de lui. La gent humaine a fait pour sa part toutes les avances provocatrices, et n'a pas eu beaucoup de peine à se procurer une éclatante victoire. Et cependant, c'est dans nos âmes que sont restées les rancunes. Je dis rancune, car sans cela je ne pourrais m'expliquer toute l'ardeur qui nous pousse à nuire à ces malheureux rongeurs. Passe de les manger, c'est là une conséquence de la loi du plus fort, promulguée dès longtemps sur notre planète. Mais, y a-t-il une expérience physiologique ou thérapeutique à instituer, à qui s'adresse-t-on tout d'abord et de préférence?... au misérable lapin. Et il nous serait malséant, pour notre part, de jeter la pierre à autrui, car nous avons à cet égard pas mal de péchés sur la conscience.

Où la haine de l'homme pour le lapin éclate davantage encore, c'est dans la rage, passez-moi le mot, qu'a le premier de vouloir donner au second toutes ses maladies. Il déploie à cet égard un acharnement inouï et sans trève. Chaque jour signale de sa part une nouvelle tentative et une nouvelle victoire. Voici que le mois dernier encore, nous rappelions le triomphe de M. Villemin et de M. Lebert, qui sont parvenus à inoculer des tubercules à la pauvre victime, et qui ont annoncé avec bruit leur succès dans les académies.

Une maladie semblait rester à peu près seule réfractaire à de pareilles tentatives, et tous les efforts pour l'inoculer chez le lapin avaient radicalement avorté : c'était la syphilis. Ce n'était pas faute d'avoir essayé à maintes reprises, mais on avait essayé en vain, *in vanum laboraverant*. Que de coups de lancette dans les oreilles qui n'avaient été que des coups d'épée dans l'eau ! Plusieurs, comme Archimède, avaient crié *euréka* ; mais les contradicteurs arrivaient, démontrant que l'animal n'avait point reçu la vérole, mais bien ce chancre mou, dépossédé aujourd'hui de sa redoutable auréole et réputé aussi étranger à la syphilis que la blennorrhagie elle-même. Tout ce qu'on avait pu obtenir après maintes inoculations, c'était de redonner à l'homme, en reprenant le virus sur le lapin, de nouveaux chancres mous, incapables de syphilis, mais, en compensation, fort susceptibles de phagédénisme.

Et les syphilisateurs de se remettre à l'œuvre. Cette fois encore, après un assez long silence, nous venons de leur entendre dire : « J'ai trouvé. » La voix qui s'élève aujourd'hui nous est fort sympathique, et part d'un confrère des plus distingués, M. Gailleton. Or donc, le médecin lyonnais est arrivé à la Société médicale de cette ville avec un lapin auquel il aurait décidément insinué la syphilis, la vraie syphilis. Ce n'est pas un chancre qu'il montre, car qui peut se reconnaître au milieu des chancres, aujourd'hui qu'à force de labeur on est parvenu à trouver des chancres indurés qui sont mous, des chancres mous qui sont indurés, sans compter les chancres mulets ou mixtes, qui sont indurés et mous, parfois l'un ou l'autre et parfois ni l'un ni l'autre ? C'est bien mieux qu'un chancre qu'a fait voir M. Gailleton, c'est un accident secondaire, rien que cela ; c'est une éruption à la peau, une syphilide. Voici en deux mots l'observation de notre savant confrère :

Le 6 juin, inoculation à l'oreille d'un lapin du pus pris sur un homme porteur d'un chancre syphilitique. Le 9, apparition du chancre sur l'animal (c'est le lapin que je veux dire). Le 25, production sur diverses parties du corps et plus spécialement sur le train de derrière, de pustules recouvertes de croûtes qui rappellent par leur forme et leur aspect celles de l'acné. Le 17 juillet, les croûtes ont disparu et ont laissé à leur place des squames de la largeur d'un grain de millet et se détachant assez facilement. Il n'y a plus de poils au niveau des points malades.

Ce lapin a-t-il la vérole ? Pour décider cette grave question , il s'est tenu une grande consultation dans la Société des sciences médicales de Lyon, et les consultants n'étaient pas les premiers venus , mais les savants les plus compétents en syphiliographie : c'étaient MM. Diday, Delore, Saint-Cyr, et M. Gailleton lui-même. Conformément aux vieux *us*, les consultants ont opiné d'une manière fort diverse. M. Diday paraît disposé à la négative, M. Delore doute, M. Saint-Cyr inclinerait plutôt vers l'affirmation. Se décider au milieu de pareilles contradictions ne paraît pas facile. Un seul fait ne suffit pas pour éclaircir les doutes, on doit recourir encore à de nombreuses inoculations. Il faut de nouveaux lapins , de nouveaux chancres et de nouveaux coups de lancette. Les pauvres lapins paieront, comme on le dit vulgairement, les pots cassés, et l'avenir prononcera !

La phthisie pulmonaire, cette cruelle affection si digne de notre sollicitude, a suscité en ces derniers temps deux ouvrages fort divers de mérite et de point de vue, mais pleins d'intérêt. Nos abonnés connaissent déjà par la remarquable analyse de l'un de nos collaborateurs, et probablement par la lecture du livre lui-même, le travail de M. le professeur Foussagrives. OEuvre d'un esprit doué d'une vaste expérience et d'un jugement très-sûr, le volume du professeur de Montpellier donne d'excellents conseils thérapeutiques , et apprend à obtenir contre la phthisie tout ce que l'art peut réaliser. Les plus modestes praticiens comme les cliniciens éminents doivent le méditer.

Bien différent est l'autre ouvrage[1] dont nous désirons entretenir nos lecteurs, en terminant cette revue. En vain on se demanderait quelles déductions curatives naissent des considérations anatomo-pathologiques émises par les auteurs! Bien plus, en niant le rôle important de certaines diathèses que des cliniciens considérables rattachent à la pathogénie de la phthisie pulmonaire, le livre de MM. Hérard et Cornil, au lieu d'imprimer à la thérapeutique un pas en avant, lui imprime certainement un pas en arrière.

Le *Traité de la phthisie pulmonaire* de MM. Hérard et Cornil obéit à cette funeste tendance, que nous avons plusieurs fois déplorée, de *germaniser* la médecine française. Il part de ce principe qu'il faut dédaigner les vieilles traditions cliniques, pour devenir les plagiaires de l'Allemagne. Tant qu'il nous restera un peu d'énergie et une gouttte.... d'encre, nous lutterons, pour notre part, contre de tels errements, et nous lutterons avec un enthousiasme qui, en nous-même, nous donne la confiance de la victoire.

Allons-nous pour cela condamner inexorablement le livre nouveau? Telle n'est pas notre habitude, et nous aimons à signaler dans nos adversaires les plus décidés l'amour du travail, de vastes connaissances et de fermes convictions. A tous ces titres, l'ouvrage de MM. Hérard et Cornil mérite de sérieux éloges. Il part de deux esprits vraiment distingués, qui ont su par leur science et l'habileté de leur argumentation donner à leur thèse tout l'appui qu'elle pouvait recevoir. Nous engageons nos lecteurs à étudier le nouvel ouvrage. Ce sera à eux de voir s'ils sont plus convertis que nous.

Nous leur devons seulement un rapide aperçu des questions soulevées par MM. Hérard et Cornil, et pour cela nous laisserons parler ces auteurs, résumant eux-mêmes les points qu'ils ont traités.

« Que doit-on entendre, disent-ils, par tubercule? Quelle est la signification précise de la granulation miliaire? rentre-t-elle dans la phthisie ou constitue-t-elle la lésion d'une maladie spéciale, différente de la tuberculisation? Que faut-il comprendre sous les dénominations diversement interprétées de phthisie aiguë, phthisie galopante; quelles formes,

---

[1] *De la phthisie pulmonaire*; Étude anatomo-pathologique et clinique, par M. H. Hérard, médecin de Lariboisière, agrégé de la Faculté de médecine de Paris, etc., et M. V. Cornil, chef de clinique de la même Faculté. — Paris, 1867, chez Germer Baillière.

quelles variétés convient-il d'assigner à la maladie ? Quelle est la valeur exacte des différentes causes admises par les auteurs , et que doit-on penser en particulier de la doctrine des métamorphoses diathésiques ?» Rendons justice à nos deux savants confrères. Leur réponse à ces différentes questions est nette et précise, ils ne se complaisent pas dans les obscurités et les réticences , et ils ont au moins un mérite qu'ils n'ont pas emprunté à leurs modèles chéris, le mérite tout français de la clarté.

Voici maintenant l'affirmation fondamentale du livre, celle d'où découle tout le reste et qui domine tous les détails : «Le microscope a permis d'établir sur des bases que nous croyons inébranlables ce grand fait anatomique, à savoir : que les masses jaunes, caséeuses, considérées par Laënnec et son École comme tuberculeuses et hétéromorphes, ne sont rien autre chose que des pneumonies lobulaires ou lobaires, dans lesquelles les produits exsudés ont subi la dégénération granulo-graisseuse ; qu'il n'y a de tubercule que la granulation miliaire semi-transparente ou opaque, lésion primordiale, spécifique, et véritablement caractéristique de la diathèse.»

En rendant compte du Traité de Niemeyer, nous avions déjà signalé cette prétention de l'École Allemande, prétention basée sur des observations micrographiques fort contestables, et que ne fait que rééditer une des graves erreurs de Broussais. Qui ne connaît d'ailleurs la lutte mémorable, si bien retracée naguère par M. Chauffard, que cette question fit naître entre le fougueux novateur du Val-de-Grâce et le grand Laënnec ! Qui ne se rappelle l'argumentation victorieuse par laquelle l'immortel clinicien renversa la doctrine de l'inflammation, soutenue par Broussais avec d'énergiques et vains efforts !

Celui-là est un esprit très-imparfait qui s'enferme tout cuirassé dans ses convictions, sans chercher à les éclairer par la contradiction de ses adversaires. Voilà pourquoi nous conseillons vivement la lecture du livre de MM. Hérard et Cornil. Quand chacun aura constaté combien le plaidoyer, d'ailleurs habile, de nos deux distingués confrères est incapable d'ébranler l'opinion classique, celle-ci sera fortifiée et sortira victorieuse de cette sorte de champ clos. L'erreur est pour la vérité un puissant secours, parce qu'elle force cette dernière à s'affirmer avec plus de précision et d'énergie.

G. PÉCHOLIER.